中医经典文库

# 外科精要

宋·陈自明　著

盛维忠　校注

中国中医药出版社

·北　京·

**图书在版编目（CIP）数据**

外科精要/(宋）陈自明著；盛维忠校注．—北京：中国中医药出版社，2007.7（2019.8重印）
（中医经典文库）
ISBN 978-7-80231-283-8

Ⅰ．外… Ⅱ．①陈…②盛… Ⅲ．中医外科学－中国－两宋时代 Ⅳ．R26

中国版本图书馆 CIP 数据核字（2007）第 110590 号

中国中医药出版社出版
北京经济技术开发区科创十三街 31 号院二区 8 号楼
邮政编码：100176
传真：64405750
山东百润本色印刷有限公司印刷
各地新华书店经销
*
开本850×1168　1/32　印张3.75　字数60千字
2007 年 7 月 第 1 版　　2019 年 8 月第 3 次印刷
书　号　ISBN 978-7-80231-283-8　册数 5000
*
定价：16.00 元
网址　www.cptcm.com

如有质量问题请与本社出版部调换（010 64405510）



**社长热线　010 64405720**

**读者服务部电话：010 64065415　010 84042153**

**书店网址：**csln.net/qksd/

# 《中医经典文库》专家顾问委员会

# 前　言

中华医药源远流长，中医药理论博大精深，学说纷呈，流派林立，要想真正理解、弄懂、掌握和运用她，博览、熟读历代经典医籍，深入钻研，精思敏悟是必经之路。古往今来，凡是名医大家，无不是在熟读精研古籍名著，继承前人宝贵经验的基础上，厚积薄发、由博返约而成为一代宗师的。

故此，老一辈中医药专家都在各种场合呼吁“要加强经典学习”；“经典是基础，传承是关键”。国家有关行政部门也非常重视，在《国家中长期科学和技术发展规划纲要（2006～2020）》中就明确将“中医药传承与创新”确立为中医药领域的优先主题，国家中医药管理局启动了“优秀中医临床人才研修项目”，提出了“读经典，做临床”的口号。我们推出这套《中医经典文库》，也正是为了给广大中医学子阅读中医经典提供一套系统、精良、权威，经得起时代检验的范本，以倡导研读中医经典之风气，引领中医学子读经典、用经典，为提高中医理论和临床水平打牢根基。

本套丛书具有以下特点：①书目权威：丛书书目先由全国中医各学科的学科带头人、一流专家组成的专家指导委员会论证、筛选，然后经专家顾问委员会审核、确定，均为中医各学科学术性强、实用价值高，并被历代医家推崇的代表性著作，具有很强的权威性；②版本精善：在现存版本中精选其中的最善者作为底本，让读者读到最好的版本；③校勘严谨：聘请具有深厚中医药理论功底、熟谙中医古籍文献整理的专家、学者精勘细校，最大限度地还原古籍的真实面貌，确保点校的高质量。

在丛书出版之际，我们由衷地感谢邓铁涛、朱良春、李经纬、余瀛鳌等顾问委员会的著名老中医、老专家，他们不顾年迈，热情指点，让我们真切感受到老一辈中医药工作者对中医药事业的拳拳挚爱之心；我们还要感谢专家指导委员会的各位专家和直接参与点校整理的专家，他们不辞辛苦，兢兢业业，一丝不苟，让我们充分领略到中医专家的学者风范。这些都将激励我们更加努力，不断进取，为中医药事业的发展贡献出更多无愧于时代的好作品。

中国中医药出版社

2007 年 1 月

# 校注说明

一、此次校注以日本宽政年间（1797年）津轻健寿校订本为底本，以建国后排印本《医方类聚》本（简称“类聚本”）为主校本，以明刻《薛氏医案二十四种·外科精要》本（简称“薛氏本”）为参校本。

二、版式由竖排改为横排，并采用简体字。

三、对原书内容不作删节。凡底本有脱、讹、衍、倒之处，均出注说明。

四、原书目录与正文有出入者均作改正，并出注说明。

五、因版式改变，原书中“右”、“左”方向性词，一律改为“上”、“下”，不出校注。

六、对底本中的明显错字及异体字予以径改，不作校注。

七、底本与校本不同，而底本文意可通，则原文不动，不作校注；若校本有参考价值，则原文不动，出注说明。

盛维忠

2007年5月

# 内容提要

本书为我国早期的外科专著之一。全书分为上、中、下3卷，共有医论54篇，并载痈疽治疗方剂、点烙法、针法及甲疽代指嵌甲方、金疮箭镞伤竹木刺汤火方等数篇。所论多采自前贤之说，并结合作者个人临床经验，指出痈疽病机多为体虚热而荣卫否涩，辨证先须明辨阴阳之证，更当诊其脉与外证，以为权衡。强调“辨之早，治之速”。治法上推崇简便有效之法，如骑竹马灸法、隔蒜灸及单验方等。

是书文字精炼，方论并重，于临床及科研均具有一定的参考价值。

# 赵　　序

吕西华秘传麦饭石膏方，为痈疽妙药，靳勿传人。裴员外饵以富贵而不能移；河南尹胁以威武而不能屈。独善其身可矣，抑何视而不广也？民吾同胞，痒疴疾痛举切吾体。苟可活人，惟患其不传，传之患不广，矧肯秘？陋矣哉西华之用心，仁矣哉陈君之用心！余再入梅关，衰老多病，荷君相与扶持。暇日，出一编书，曰《外科精要》。余见其议论有据依，用药有先后，嘉其用心之大，为锓梓以广其传。君临川人，良甫其字，方脉精，尤长于妇科。此特专车之一节耳。

景一日斋赵汝暨书于广平堂

# 外科精要序

凡痈疽之疾，比他病最酷，圣人推为杂病之先。自古虽有疡医一科，及鬼遗等论，后人不能深究，于是此方沦没，转乖迷涂。今乡井多是下甲人，专攻此科。然沾此疾，双多富贵者。《内经》云：大凡痈疮，多生于膏粱之人。仆家世大方脉，每见沾此疾者十存一二。盖医者少有精妙能究方论者；闻读其书，又不能探赜索隐；及至临病之际，仓卒之间，无非对病阅方，遍试诸药。况能疗痈疽、持补割、理折伤、攻牙疗痔，多是庸俗不通文理之人，一见文繁，即使[①]厌弃。病家又执方论，以诘难之，遂使医者鼯鼠技穷，心中惶惑，当下不下，悠悠弗决，迁延日久，遂令轻者重，重者死。又多见生疽之人，隐讳者众，不喜人言是痈疽发疾，但喜云只是小小疖毒而已，及至孔洪，遂致不救。又有病家猜鄙，吝其所费浩瀚，不肯请明了之医，而甘心委命于庸俗之手。或有医者，用心不臧，贪人财利，不肯便投的当伐病之剂，惟恐效速而无所得，是祸不极则功不大矣。又有确执一二药方，而全无变通者。又有当先用而

---

① 使：疑误，当为“便”字。

后下者；当后下而先用[①]者。多见一得疾之初，便令多服排脓内补十宣散，而及增其疾。此药是破后排脓内补之药，而洪内翰未解用药之意，而妄为序跋，以误天下后世者众矣。陈无择云：当在第四节用之，是也。又有得一二方子，以为秘传，惟恐人知之，穷贵之人不见药味而不肯信服者多矣。又有自知众人尝用已效之方，而改易其名，而为秘方，或妄增药味以惑众听，而返无效者，亦多矣。此等之徒，皆含灵之巨贼，何足相向！又有道听途说之人，运来问病，自逞了了，诈作明能，谈说异端，或云是虚，或云是实，出示一方，力言奇效，奏于某处。此等之人，皆是贡谀。其实皆未曾经历一病，初无寸长，病家无主，易于摇惑，欲于速效，又喜不费资财，更不待医者商议可服不可服，即欲投之，倏然至祸，各自走散。古人云：贫无达士将金赠，病有闲人说药方，此世之通患，历代不能革。

凡痈疽之疾，真如草寇，不守律法，出意凶暴，待之稍宽，杀人纵火，无可疑者。凡疗斯疾，不可以礼法待之，仍要便服一二紧要经效之药，把定脏腑，外施针灸，以泄毒气。其势稍定，却乃详观方论，或命医者详察定名。是痈是疽，是虚是实，是冷是热，或重或轻，对证用药，毋失先后次序。病者不必忧惶，医者确执己见，不可妄立名色、怆惶惑乱，收效必矣。如近代名医

① 后下而先用：薛氏本作“后用而先下”。

李嗣之、伍起予、曾孚先辈，编集上古得效方论要诀，愚因暇日，采摭群言，自立要领，或先或后，不失次序。其中重复繁文者削之，取其言简意尽，纲领节目，整然不繁[①]。庶几览者，如指诸掌，虽不能尽圣人之万一，使临病之际，便有所主，毋致渴而穿井，斗而铸兵者乎！

时景定登亥孟秋室唐习医陈自明良甫序

① 繁：薛氏本作“紊”。

# 伍起予序跋

大抵痈疽发于背者，至危殆之疾也，多至不救者，夫岂皆命也哉？然有法可活，非膏涂末敷之能愈。初觉便从头上作艾炷，宣泄蕴毒，使毒气亟夺，而无内蚀之患，惟头及颈则否，此更生法也。灼艾之外，则又有奇方存。起予平昔屡用屡效，实不敢私，以广其传。

# 李嗣立序跋

耕当问农，织当问婢，业之贵乎专门，固也。苟得于口耳道听，古人所不取。余自上世，本以儒术名家，取科第与乡荐，代不乏人，今犹未艾。于医方特寓意于其间，志在济人而已，他无苟焉。其视徒广于收方，每有所得，靳而不与人者，心实病之。凡士大夫家传名方，每喜于更相传授；至于医生术士，或有所长，赂以重贿，幸而得之，则必试用之，心知其经验。有因病来叩者，随证赠方，一无吝色。行之无倦，继志述事，今历二世。独背疽之疾，世医以为奇疾，望风敛手，于是尤尽心焉。始则试之田夫野人，中则用之富家巨室，久而献之贵官达宦，有如印券契钤之验。屡欲编集以贻后人，愧非专门而止。兹因贤士大夫适尔过听，谆谆下问，欲广其传，乃退而敬叹其存心之良，高出收方之士数百等。用是不敢固辞，取平昔所用经验之方，从而编次，明辨其证候，详论起颠末，与夫用药之先后、修合之精粗、病者之调摄、饮食居处之戒忌，靡所不载。自知鄙俚而繁赘，然以口授心传之术而寄于笔端，或不详且尽，因致错误，则性命所系，阴谴之报，其谁尸之？故不耻而为之撰集，用药之际，更宜谨思之、明辨之。

宦游四方，闻见益广，续得名方，因风教告，以警不逮。岂特愚之素志，实君子闻善相告之意也。

庆元岁在柔兆执徐，律中大吕，中浣日，遂江李迅嗣立书

# 新雕外科精要跋[1]

《外科精要》三卷，南宋宿州名医陈自明良甫所著。原本佚已久矣，世所传熊均校本及薛已补注而已。而熊氏本有二，其一天顺甲申种德堂原刻，其一正德戊辰叶玄昊重刊，叶本舛误尤多，今俱稀流传。惟薛氏补注，收在十六种中，以行于世。然刊脱过半，非陈氏之旧，寿常憾焉。闻官库特有异本，寿以幸侍内班，恭请窥木天之秘，乃是陈氏原本，旧人墨书，文字端正，古香灵异，殆非人间物也。因誊写以藏焉。既而谓世之医家，独知有薛氏注本，而不知有熊氏校本；知有熊氏校本，而不知有良甫真本。今秘诸帐中，不若与海内俱焉。于是谋之于尚药丹波仲明元德，仲明大嘉寿之盛心，而促其举，且仲明家有朝鲜国所辑《医方类聚》二百六十余卷，其所援亦系于良甫原书，乃与其嗣廉夫元简商榷，对参校订，命工上梓，以广其流传。呜呼！斯书佚而不传，今而后得播于世者，实升平之余泽。渥恩攸覃及，孰不感戴乎哉？爰记其始末，以念后学云尔。

宽政丁巳仲秋初吉东都侍医法眼津轻意伯健寿撰

---

① 跋：底本中此跋文在目录之前，今保持原貌不作更动。

# 目　录

# 卷　上

## 疔发背痈疽灸法用药要诀第一此一论最紧要，仔细玩味详览

凡人年四十岁已上，头项、鬓颐、背膂、腰胁间，或筋骨之上，所视不见之处，稍有疮疖，便不可轻易待之。若视之悠悠，以为常疾，每见由微至著，丧命者多矣。古人云：背无好疮，面无好痣者是也。宁可待之重，其疾轻安，不可待之轻，令疾愈重。又不可见此疾而隐讳，又不可见此疾而忧惶。有此疾者，但宜把定心神，即便依法施治，若不失次序，未有不安者也。最不可怆惶失序，错乱用药，又不可才吃四五服药，便责无效。况此疾积袭之久，四五服药，安能奏功？大盖此疾真似虎狼，甚如强盗，才入于室，敌之不合其理，必致伤人，防之得理，迎刃而解。今之疡医，不言破陈诀要之药，遂使后学转乖迷途，怆惶失序，轻者必重，重者必死。凡有此病，未要辨问是痈是疽，是疮是疖，是虚是实，是冷是热，首先便服内托散五七服，便止，不可多服。次服五香连翘汤，宣泄毒气，便以骑竹马取穴法灸之，此穴直是有起死回生之功。或隔蒜灸之，庶使毒气有路而

出，不攻于内，恰如强盗入室，窒塞其路而捉之，惟恐走了，必伤主而后已。又如遗漏，在法打破其屋，则火有路而出，不伤其内，若不打破其屋，火在内燃，火焰出屋，内已坏矣。更灸足三里，引热就下，此皆良法。今此五香连翘汤方不一，仆比较之，皆有不同。其中有用大黄者，盖大黄治痈疖之要药，所以孙真人治痈疽方萌之时，首以单煮大黄汤，以宣其毒气，或以车螯散、追毒丸，首用宣利之药，无使毒炽，此其大法。今时之人，但见宠妾稍众，以为作丧太过，又病者于心有愧，自谓内耗中干，致有此疾，遂令更服补助热性之药，投合病者之意宜矣。殊不知邪之所凑，其气必虚，留而不去，其病乃实。若一见此病，而便投热药，转助毒气，可谓抱薪救火。经云：实实虚虚，损不足，益有余，如此死者，医杀之尔！古人云：痈疮未破，毒攻脏腑，一毫热药断不可用，痈疮已破，脏腑既亏，一毫冷药亦不可用。此是先后次第之要诀也。《至真要大论》云：诸痛痒疮，皆属于心。又云：阳气凑袭，寒化为热，热盛则肉腐为脓。又云：大凡痈疮，多生于膏粱之人，何也？平日宠妾满前，温床厚被，未寒衣绵，未饥先食，无非饮醇酒，食鸡羊，啖油面，嗜炙煿，平日熏煮脏腑，色力太过，稍有不及，便服兴阳乳石狼虎之药以助之，取一时之快意，殊不知消渴、消中、消肾、痈疽、发背自此而起。又因气宇不顺而得之。既得斯疾，于心有慊，一毫冷药断不肯服，医者又不执术，只得徇情，首以十宣散投合其意，便以膏药敷贴其外，殊不知毒气方盛之时，外被敷药闭其毫孔，内服温药助其毒气，致令热毒之气，无路发越，内攻脏腑，倾人性命，急如反掌。一有是证，便以骑竹马取穴法，只灸五七壮，不可多灸。使心脉流通，毒气有路发泄，或以蒜钱饼，于疽顶上灸之，亦使毒气有路发泄，不致内攻。更于足三里穴上，灸五七壮，此乃此热就下故也。详载骑竹马灸法中。愚今谨择内托散、又名万金散，又名托里散。方见第一只。五香连翘汤第二只、沉麝汤第三只、甚者追毒丸又名神仙万病解毒丸，第十七只及漏芦汤，已上皆宣热拔毒之药。既灸之后，使毒气有路而出，服药之后，使毒气不伤其脏腑，然后玩味方论，或命医者商榷疾证，依法调治，亦未晚也。若有烦热口燥，咽干，大府秘[①]难，六脉沉实而滑，或洪数有力，便可投之以漏芦汤、大黄等药，或追毒丸为宣热拔毒之计。或有泻证，医者不可便归咎于药，以为张本之计。殊不知患痈疽之人，每有泄泻，皆是恶候。若疑似之间，但服内托散，次以五香连翘汤、沉麝汤，五七日之后，继之以国老膏、万金散、牛胶饮子、忍冬酒、柞木散、黄矾丸、远志酒之类，皆可选用，以为破敌之需。已上诸方，不冷不热，不问老幼少壮，阴阳虚实冷热，多服为妙，自有奇功。所有前贤精妙方论编集于后，以备检阅，次序门类，整然不紊，临病之际，若能仔细玩味，详灼义理，

① 秘：底本此下有一“未”字，据文义及类聚本删。

依法治之，万不失一。

## 痈疽备论第二[①]

曾孚先云：尝究痈疽之作，皆积微而至著。及其势之骤也，如山源之水，一夕暴涨，不能小决使导，而乃筑塞其势，则大决伤人必多矣！势既奔冲，治之宜急，又当施以活法，使无过与不及之患。傥专以猛烈之药，外涂肌肉，闭塞毛窍，使毒气无所从出，是谓以毒攻毒，闭门捕贼，必有伤生之害也。法当自外以火艾引泄毒气，使之散越于外；内则以五香连翘汤导之，甚者则以转毒散及托里之药解之。此所谓施以活法也。

## 痈疽灸法论第三

夫痈则皮薄肿高，疽则皮厚肿坚。初发并宜灼艾，唯痈脓成则宜针，疽脓成则宜烙。若能审其名证，早施治，仍用药以攻利其根，补托其里，不必告医，自料亦

---

① 备论第二：类聚本、薛氏本此论内容全不同，均作“初虞世云：凡痈疽始作，皆须以大黄等药，极转利之。既利之后，病人当自知之，勿以困苦为念，若曰与其腹背溃烂，脏腑焦枯，脓血流漓，孔穴穿空，备诸恶而死，不若利而死，况有生道哉！古圣贤立法，卒用五香连翘、漏芦等汤，道路贫苦，恐不能及，即单煮大黄、甘草作汤以利之，须排日不废，直至脓溃，渐有生意，即服黄芪等药，排脓止痛，《千金》、《外台》备矣。世医不学，蔽以妄意，不达标本，皆曰疮发于表，岂可转利，死者比比，良可悲夫！”

差。但世人忽之尔，医方所以冠痈疽于杂病之先者，知为大病也。世医失治疗之序，颠倒错乱，多致枉夭，良可叹息。故备集得效灸法，以贻学者，庶不致妄投也。

治初生痈疽发背，神效灸法，累试有验，具列于后。

## 骑竹马灸法第四

夫治痈疽、发背、发脑、发鬓、发须、发颐、发肋、发腰、发腿，或发于四肢，或妇人奶痈，不问男女，一见有此疾者，皆可即便用此法灸之，无不安愈。如叶丞相方、洪内翰方、陈日华方、郭知县方皆云，自得此，救人不可胜计。仆亦尝用，果有神效。其法：先令病人以肘凭几，竖臂腕要直，用篾一条，自臂腕中曲处横纹，男左女右，贴肉量起，直至中指尖尽处截断为则，不量指甲，却用竹杠一条，令病人脱衣骑定，令身正直，前后用两人扛起，令脚不着地，又令二人扶定，勿令僵仆。却将前所量臂腕篾，从竹杠坐处，尾骶骨尽处，直向上，贴脊背，量至篾尽处为则，用墨点定，此只是取中，非灸穴也。却用薄篾作则子，量病人中指节，相去两横纹为则，男左女右，截为一则，就前所点记处两边，各量一则尽处，即是灸穴。两穴各灸五壮或七壮止，不可多灸。不问痈生何处，并用此法灸之，无不愈者。一云可视发疽，发于左则灸左，发于右则灸右，[1] 甚则左右皆灸。盖此二穴，心脉所过处，凡痈疖皆心火留滞而生，灸此则心火流通，即见安愈，可以起死救危，有非常之效，屡试屡验矣。《素问》云：诸痛痒疮，皆属于心。又云：荣气不和，逆于肉理，乃生痈肿。荣者，血也。心能行血，心滞则血为之不行，故逆于肉理，而生痈肿。灸此穴，使心火调畅，血脉流通，愈于服药多矣。

先从男左女右臂腕中曲横纹起，用薄篾一条，量至中指齐肉尽处，不量指甲为则，剪断（第一图）。

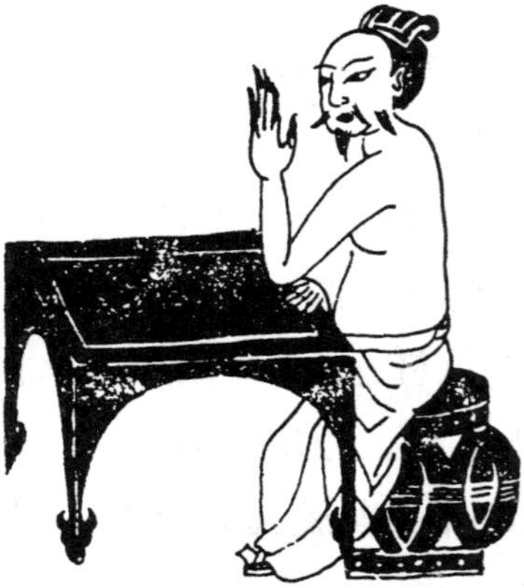

第一图

男以左手，女以右手，先屈中指，用薄篾量取中间一节，两横纹断为同身一寸，为则子（第二图）。

① 发于左则灸左，发于右则灸右：类聚本作“发于左则灸右，发于右则灸左”。

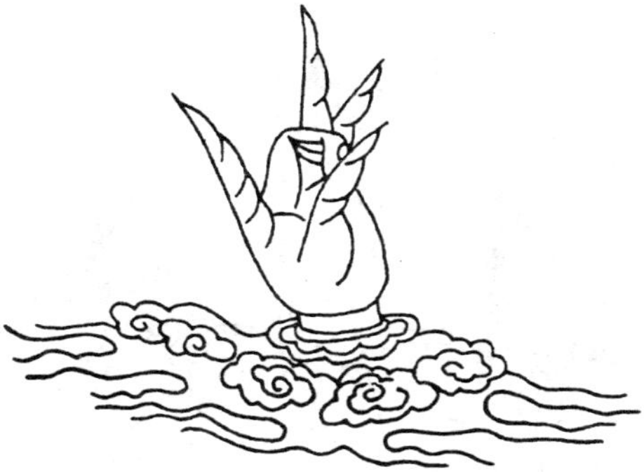

第二图

先令病人脱去上下衣服，以大竹杠一条，跨定，令两人徐徐扛起，足要离地五寸许，两旁更以两人扶定，毋令动摇不稳，却以第一图则子贴定竹杠，从尾闾起贴脊，量至则子尽处，以墨点定记之，非灸穴也。此是取中穴止处，却以第二图取同身寸，则取两寸平摺。自中穴量之，以中分取两傍各一寸，方是灸穴（第三图）。

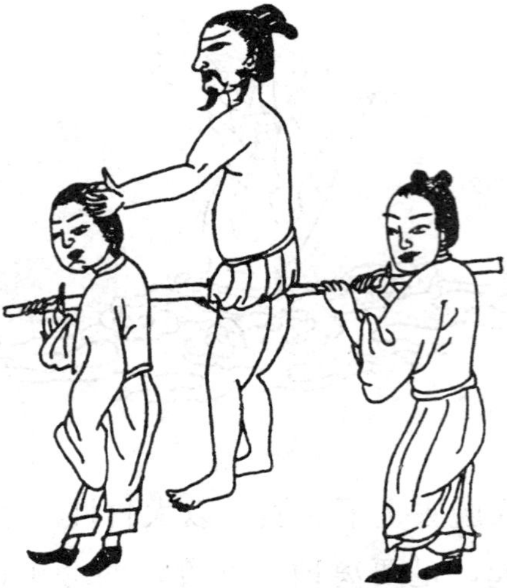

第三图

濸寮方骑竹马灸法（新图）

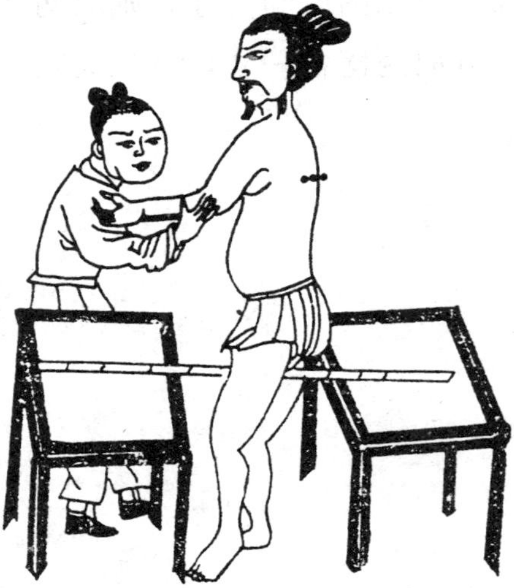

新 图

## 论隔蒜灸得效须先知庶使预前有备第五江宁府紫极观石碑载之

李氏云：治疽之法，著艾之功，胜于用药。缘热毒中隔，上下不通，必得毒气发泄，然后解散。古人立论，譬诸盗入主人之家，必开其门户，逐之使去，万一门户闭塞，无从而出，伤主而后已。人不幸而有此疾，适处贫困，适居僻邑村疃，难得药材，则著艾尤为利便。著艾之初，须初发一日之内，尖头如麻豆大时，便好指手。其法用大独头蒜，本草名葫。薄切如小钱大，亦如钱厚，以蒜钱贴于疽顶尖上，以热艾炷安于蒜钱上灸之，三壮一易蒜钱。若灸时疼痛，要灸至不痛，初灸时不痛，要灸至痛，然后止，大概以百壮为准。用大蒜取其毒有力，多用艾炷，取其火力通透。如法灸之，疮一发脓溃，继以神异膏贴之，即日而安。一能使疮不开大，二内肉不坏，三疮口易合，一举而三得之。然人未知之，而多迟疑不决，至二日之后，疽大如指，毒气开散，病者不能堪，火不可着艾矣，可不预知之乎？但头上见疽，或项以上见疽，则不可用此法，灸反增其疾。（《兵部手集》同）。

## 背疽未有尖顶寻灸穴法第六

李氏云：凡觉背上肿硬疼痛，用湿纸贴肿上，看先干处，即是痈顶，可用大蒜十头，淡豉半合，乳香一块，如龙眼大，细研，随疮头大小，用竹片作圈子，竹片阔二分许，随其大小，顿在疮头上，将所研药填平，铺艾灸之。若痛处，灸至痒为度；若痒处，灸至痛为度，亦以百壮为率。但头上见疽，及项以上见疽，千万不可用此法，灸之反增其疾。

## 蒜饼施用分其轻重第七

伍氏方论曰：凡蒜饼上灸者，本草名葫，一名蒜，味辛温有毒，主散痈肿，不宜多食，然但假火势，以行药力。或有灸不用葫，只以艾炷，安毒上便灸，此法可施治顽疽痼发之类，必假火热，攻令速溃。大抵用葫善法，若有赤肿紫黑，或有恶肿，葫法施治，可谓至妙。

## 灸法论要引证辨惑论第八

伍氏[1]方论曰：夫痈疽发背者，皆有所因，前篇言

① 伍氏：原作“五代”，据薛氏本改。

之详矣。然初觉背有点白粒，并赤肿，先从背脊骨第三[1]顾下陷中两旁，相去同身寸各一寸五分，名热腑穴，此穴宣泄背上诸阳热气，两处可灸七壮止。同身寸法，取男左女右中指头，比至近掌横纹为三寸，对折点定，从脊骨点定处，横量两头尽处是穴。大抵人年四十七已上，最宜灸，此其背永无痈疮之苦。凡痈疽初作，不论肿赤阔狭，可依后论，墨围津润，一二日觉毒势盛，便以独头蒜本草名葫。切作薄片，如钱样，安置毒上，以艾炷，不论壮数，灸之为多为妙。《素问》云：有寒化为热，热化为脓。人皆惑此说，以为热极不可复灸，殊不知本寒邪所伤，艾火攻散乃善。本因血化热盛，分肉之间，不能外泄，皮肤顽厚，渐逼入内，譬如强盗入室，迫近于主，主力且弱，以兵斗之，于主如何，不若开门与出乃顺。所以灼艾火攻，特破其肌，则邪毒无所容留，而真气不耗，如此向安之理备矣。岂谓火热为疑耶！著灸真法，人自忽诸。初虞世《必用方》云：外用火毒，以宣内毒，如或未信此理，可以实处试灸小疮验之，灸罢即与疮平若失。若不灸，则任其溃，乃调脓挑痛，如锥刀所刺，坏肉坏筋，而脓从骨间出，既伤脏膜，此不复治，付之无可奈何，用灼艾法，此为确论。虽人老壮，亦用施治，幸勿疑焉。着艾之法，极是良便，或处于僻乡，无药可赎，或居于贫乏，无力可得，不问贫富贵贱，均

① 三：类聚本及薛氏本均作“二”。

可施治。但头上有疮，及项已上见疮，不可就疮顶上轻易灸之，反生大祸。但可以骑竹马取穴法，及足三里穴灸之，多获奇效。所有史氏序法，并录于后，以解世人之疑惑耳。

**史氏序**

源幼时学举业，全不知医药。甲戌年，自太学归省，国医常颖士器之，适在府下，求为母氏一诊，云：有蓄热必渴。时母氏不引饮，略喜水。又云：但防作疮，觉疮便著艾于上，热[①]盛则五花灸之，谓中及四旁，随赤到处灸，非方停也。切记。至辛巳年六月望日，母氏忽言背胂间微痒，视之有赤半寸许方，有白粒如黍粟。记器之言，乃急著艾，其赤随消，故二七壮而止。信宿复觉微痛，视之有赤下流，长二寸，阔如韭叶，举家不悉，皆以前灸为悔，亲戚交谪，谓赤热如何用火；有诋器之者，遂呼外医，用膏药覆之。益引一日夜，增一晕，至二十二日，衡斜约六七寸，痛楚不胜，间一呻吟，听之心碎，苍忙询告，或云：等慈寺尼智全者，前病疮甚，大得灸而愈。奔问之。全云：剧时昏不知，但小师辈言，范八奉议忠宣之子。守定，灸八百余壮方苏，约艾一筛尔。亟归白之见从。始以银杏作炷，其上十数，殊不觉，乃截四旁赤，引其炷减四之三，皆觉痛，七壮之后，觉痒，每一壮烬，则赤随缩入，灸至三十余壮，赤

① 热：类聚本作“势”。

晕收退。病者信，遂以艾作团梅杏大，灸其上，渐加至鸡黄大，约四十余团，方觉痛，视火焦处已寸余。盖灸之迟，而初发处肉已坏，坏肉盛，隔至好肉方痛尔；四旁知痛者，肉未坏也。又有言一潘殿直，居城南，施疮药每效。源即再拜邀请[①]。时已曛黑，火燃满背，潘以手离疮五六寸许试之，云：疮高阜而热不妨。且云：只怕不高而热气少者。病者食粥讫，安寝，前此六夜不寐。至晓示之，疮如覆一瓯，突然高三四寸，上有百数小窍，色正黑，以《千金》所说与潘氏高阜之言求之，突然高者，毒气出外而聚也；百数小窍者，毒未聚而浮攻肌肤也；色正黑者，皮与肉但坏也；非艾火出其毒于坏肉之里，则五脏逼矣！至是方悟明堂图与烟萝子所画，五脏在背如悬挂。然今毒行分肉间，待其外穿溃，则内虚外实，虚则易入，实则难出。较然可见，而听庸医用寻常赤肿敷贴凉冷药，以消散之，此借寇兵也。源痛自咎为人子，不晓医药，致亲疾危甚，荷神明扶佑，于苍忙之间，问知艾力，已危而获安，顾何以报神明之德？唯详具灸效，及以名医所论，长者所教，体当治疗将养避忌之法，尽告后来，庶以推广圣贤垂济之意，警发人子之用心，少谢母氏独获更生之幸云。壬午上元日，颖昌史源序。

① 请：原作“讲”，据类聚本改。

## 灼艾当识痛痒二证论第九

伍氏方论曰：夫灸痈疽发背，其灸法正在不痛者灸至痛，痛者灸至不痛，或有灸而痒者。大抵初灸即痛，毒气方聚，渐次相攻，作痛无疑，皮肉既伤。又有灼艾时，间或作痒，令人抓其旁者。又有初灸而不痛者，毒气内陷，病人昏倦，恶腐结聚，多壮不痛。又云：痒者灸至不痒，痛者灸至不痛，仍服追毒排脓，次乃外敷消肿，内外兼治。又云：痈疽不可不痛，又不可太痛。闷乱不知痛者，为难治。

## 脑疽灸法第十

李氏云：凡脑疽及项已上有痈疽疖毒，断不可用大蒜钱子就疽顶上灸之，灸之则引其气一上，痰涎脓血并起上攻，倾人性命，急于反掌。但当急灸足三里穴并气海穴，乃渐渐服凉胸膈化血之药，人可小安。（此说载《通神方论》）

足三里二穴，在膝下三寸，是穴可灸五壮。气海一穴，在脐下一寸，是穴可灸二七壮或三七壮。亦可以骑竹马穴法灸之。凡脑疽咽喉生疽，古法皆不治之证，用此灸法，引毒气归下，其理颇长。得此疾者，岂可坐以受毙，受信而用之。如五香连翘汤、漏芦汤、五香汤去大黄加人参黄芪犀角、国老膏、万金散，皆可选服。

## 初发痈疽既灸之后服药以护脏腑第十一

李氏云：背疽之方，所传百余，然有验可取者极少。其间又有用药偏重，或太冷，或太热，或药性有毒者，今皆不录，独择当用而经验者录之，庶几不至有误活人治病之意。

**内托散**　又名乳香万全散，又名托里散，又名乳香散，又名护心散。凡有疽疾，一日至三日之内，宜连进十数服，方免变证，使毒气出外，服之稍迟，毒气攻冲脏腑，渐作呕吐，后来多致咽喉口舌生疮，黑烂生菌，名曰心气绝，饮食药饵无由而进，证亦危矣，首宜服此，若疮发及四五日之后，此药但宜间服，当别用药以治疗之。

真绿豆粉二两　明乳香细研半两

细研令匀，浓煎生甘草汤调下少许，时时细呷，要药常在胸膈之间。若毒气冲心，有呕逆之证，大宜服此。呕逆证注说甚详

李氏**五香连翘汤**：

乳香　甘草　木香　沉香各三分　丁香去枝杖，半两，

并不见火 连翘去蒂 射干 升麻 黄芪去叉芦，土[①] 木通去节 桑寄生最能疗此疾，如无真者，只倍用升麻代之 独活已上各三分。今铺家所卖者，只是宿前胡或土当归，不堪用，只用羌活，炒 真麝一钱半，研

上为粗末，每服三钱重，水一盏，煎至七分，去滓温服。银器煎药尤妙。如无银铫，入银一片良方如无银铫，用磁器入银一片，或钗环之类。同煎。此是李氏所择，其中无大黄，疑似之间，多服无妨，二日后与漏芦汤相间服。大便秘者，加大黄三分。

发背疽之人，不得用生肌敛口燥急之药，只合用麦饭石膏涂，续用好膏药贴之，疮口自然敛合。如医治后，时或为庸医用毒药掩盦[②]，或刀割伤肉血，重者兼服此**沉麝汤**：

木香 麝香研 沉香 乳香研 藿香叶 连翘

上等分为细末，每服二钱，水一盏，煎至七分，温服，无时候。（朱氏集验方、澹寮方同）

**五香汤去大黄加人参黄芪犀角屑**[③]。

木香 沉香 乳香别研 丁香各半两 粉草 人参各四钱重。去芦 绵黄芪一两，去芦 犀角屑一钱 麝香别研，一钱重

上为粗末，每服四钱，水二盏，煎至一盏，去滓温

① 土：类聚本作“生锉”。
② 盦：原误作“盒”，据类聚本改。
③ 屑：类聚本作“汤”。

服，无时候。

已上四方，首宜相间多服，药性平和，可谓稳重，自有宣热拔毒之意，仍诸香散气行血，免生变证。若见发热口燥，焮热赤肿，大府秘结，宜服神仙追毒丸、漏芦汤，第二十三、二十四方。或孙真人单煮大黄汤尽不妨也。若虑太峻，只服第五方漏芦汤，却与明了医者商议而投之，如此则万不失一。外有转毒散，神仙截法，并以录之。

**漏芦汤**　疽作后，二日服此退毒下脓，可与五香连翘汤相间连日服之。

生黄芪去叉芦　连翘　沉香　漏芦有白茸者。已上各一两　生粉草半两　大黄一两，微炒

上为细末，每服二钱，煎姜枣汤调下。

二方连日相间服，乃宣毒之药，觉毒尽，住服。虽有大黄，用之少无妨。

此一方，是宣热拔毒之药，觉有热毒之证，便宜服之，热退住服。其中虽有大黄，所用极少，服之无妨。

次当便服已下活气血疗痈毒方。

**柞木饮子**　治诸般痈肿发背

干柞木叶四两　干荷叶中心蒂　干萱草根　甘草节　地榆已上各一两

上细锉，每服半两，水二碗，煎至一碗，分作二服，早晚各一服，滓并煎，脓血者自干，未成者自消，忌一切饮食毒。

**阿胶饮子** 治一切痈疽发背，挟瘼瘖瘼，奶痈疖毒，皆能疗之。

明牛胶锉粉，炒如珠子，出火毒 粉草炙[①]各一两 真橘红半两

上㕮咀，分作三服，每服以水一碗，煎至七分碗，去滓候温，病在上食后，病在下空腹服，试之有效。

**牛胶饮** 截痈疽恶疮，发险处服之，使毒气不攻于内，不敷恶证。

牛皮胶通明好者，净洗，干秤四两为准

上用酒一碗，胶入内，重汤煮，令胶溶透，搅匀倾出，更浸酒，随意饮尽。若能饮者，以醉为度；不能饮者，亦用酒煎，却浸以白汤，饮尽为佳。此法活人甚多。

**神仙黄矾丸** 此药不问老幼，皆可服之。服至一两以上，无不作效。最止疼痛，不动脏腑，活人不可胜数，委是神效。

白矾一两，要明亮好者，研 黄蜡半两，要黄色好者，溶开。一方用七钱

上和丸，如梧桐子大，每服十丸，渐加至二十丸，熟水或温酒送下。如未破则内消，已破即便合。如服金石发动致疾，更用白矾末一两匙头，以温酒调下，亦三五服见效。有人遍身生疮，状如蛇头，服此亦效。诸方

① 炙：类聚本作“生锉”。

俱称奇效，但一日之中，服近百粒，则方有力。此药能防毒气内攻，盖能护膜也，切不可欺其浅近。余始终服半斤，疮愈后服之尤佳。一方治蛇咬，只溶化白矾，乘热滴伤处，痛即止，毒气即趁出，立见效验。要知白矾，大能解毒也。

**国老膏**　治一切痈疽诸发，预期服之，能消肿逐毒，使毒气不内攻，功效不可具述。

大横纹粉草二斤

上捶令碎，河水浸一宿，揉令浆汁浓，去尽筋滓，再用密绢滤过，银石器内，慢火熬成膏，以磁罐收之，每服一二匙，无灰酒浸起，或白汤亦可，曾服燥药丹剂亦解之，或微利无妨。

**万金散**　治痈疽恶核肿痛，发脑背等，已溃未溃便宜服此，排脓托里。

瓜蒌一个，去皮取子　大甘草节二分　没药一分，研细旋入

上以除没药，用无灰酒三升，银石器内煮至一碗许，去滓，却入没药，每服半钱许，浸无灰温酒，任性服，无时候。

**远志酒**　治一切痈疽发背疖毒，恶候侵大，有死血阴毒[①]中，则不痛，敷之即痛，有忧怒等气积而内攻，则痛不可忍，敷之即不痛，或蕴热在内，热逼人手不可近，敷之则清凉，或气虚血冷溃而不敛，敷之即敛，此

① 毒：此后当有一“在”字。

本韩大夫实用以救人，极验，若七情内郁，不问虚实寒热，治之必愈。

远志不以多少，泔浸，洗去土，捶去心

上为细末，酒一钱调药末三钱，迟顷澄清饮之，以滓敷病处。

**忍冬酒方** 治痈疽发背，初发时便当服，此不问疽发何处，发眉发颐，或头[①]或项，或背或腰或胁，或妇人乳痈，或在手足，服之皆有奇效。如或于乡落之间，僻陋之处，城市药肆又远，居贫乏之中，无得药材，但虔心服此，亦能取效。兼以麦饭石膏及神异膏涂敷，其效甚奇。

忍冬藤生取一把，以叶入砂盆内烂研，入饼子酒少许，生饼酒尤佳，调和稀稠得所，涂敷四围，中心大留一口，泄其毒气。其藤只用五两，用木槌微槌微损，不可犯铁。 大甘草节一两，生用，锉

上二味，入砂瓶内，以水二碗，用文武火慢慢煎至一碗，入无灰好酒一大碗，再煎十数沸，去滓，分为三次，温服，一日一夜连进吃尽。如病势重，一日一夜要两剂，服至大小肠通利，则药力到。沈内翰云：如无生者，只用干者，终不及生者力大而效速。此藤凌冬不凋，故名忍冬草。其藤左绕，附树延蔓，或在园圃墙篱之上，藤方而紫，叶似薜荔而青，故又名左缠藤。二月开花，五出微香，蒂带红色，花初开则色白，经一二日

① 头：原作“颐”，据类聚本改。

忍冬草

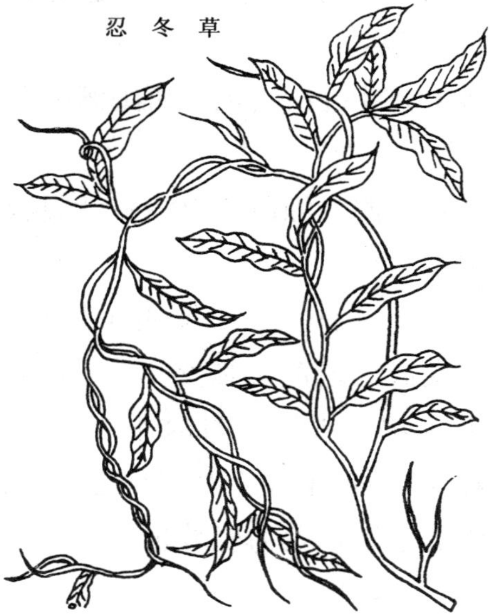

则色黄，故又名之金银花，又名鹭鸶藤，又名金钗股，又名老翁须，在处有之。而本草中不言善治痈疽发背，而近代名人，用之奇效。其功尤甚于红内消。如洪内翰迈、沈内翰存中良方中所载甚详。如疡医丹阳僧、江西僧鉴清，金陵王医琪，王子渊，杜医王尉子骏。海州刘秀才纯臣。已上所载，疗痈疽发背，经效奇方，皆是此物。如张相公泳表云：餐石饮水，可作充肠之馔，饵松食柏，亦成救病之方。是以疗饥者不在于珍馐，愈病者何烦于异术？傥获济时之药，辄陈鄙物之形，不耻管窥，辄干天听云云。不费登高历险，每常求少获多，急采非难，广收甚易，傥勤久服，旋见神功。谁知至贱之中，乃有殊常之效云云。此之类也。此药又大治五种飞尸。

又木莲四十九片，揩去毛，研细酒解温服，功与忍冬草不相上下。

又龙鳞薜荔一握，细研，以酒解汁温服，亦服利下恶物，去其根本。

红内消，红内消，何首乌[①]。每用不限多少，纳瓷瓶中，入水，用文武火浓煎，临熟[②]入好无灰酒，与药汁相半，再煎数十沸，去滓，时时服之。留滓焙干为细末，酒煮面糊丸，如梧桐子大，空心，温酒吞下三十丸。为疾退常服之药，盖力轻故也。药产建昌者良。

## 马益卿先生痈疽论第十二

夫人有四肢五脏，一觉一寐，呼吸吐纳，精气往来，流而为荣卫，畅而为气色，发而为声音，阳用其形，阴用其精，此又[③]常数之所同也。至其失也，蒸则生热，否则生寒，结而为瘤赘，陷而为痈疽，凝而为疮癖，愤则结瘿，怒则结疽。又五脏不和，则九窍不通，六气不和，则留结为痈，皆经络涩滞，气血不流畅，风毒乘之而致然也。

---

① 何首乌：类聚本作“即红何首乌”。
② 熟：原脱，据类聚本补。
③ 又：原作“入”，类聚本作“人”，据薛氏本改。

## 《三因方》痈疽叙论第十三

痈疽瘰疬，不问虚实寒热，皆由气郁而成。经亦云，气宿于经络，与血俱涩而不行，壅结为痈。不言热之所作而后痈者，此乃因喜怒忧思有所郁而成也，此属内因。又论云：有热，被风冷搏之，血脉凝泣不行，热气壅结而成，亦有阴虚，阳气袭凑，寒化为热，热成则肉腐为脓者，此属外因，寒热风湿所伤而成也。又服丹石及炙煿酒面，温床厚被所致，或尽力房室，精虚气节所致者，此属不内外因所伤而成也。又论云：疖者节也，痈者壅也，疽者沮也。如是但阴阳不平，有所壅节，皆成痈疽。又曰：阴滞于阳则发痈，阳滞于阴则发疽。而此二毒，发无定处，常以脉别之。浮洪滑数则为阳，微沉缓涩则为阴①。阴则②热治，阳则冷治。治之之要，虽有四节八事，所谓初觉则宣热拔毒，已溃则排脓止痛，脓尽则消肌内塞，恶肉尽则长肌敷痂，次序固明。若不别其所因，施治亦昧。故法中有用远志宣热者，得非内因乎！经云：诸痛痒疮，皆属于心。又云：心气不通，则生痈疡。详之远志，通行心气之药，仆之管见，未委是否？至于因内，则用大黄，不内外因，则用甘草。世医但泥方书，

① 为阴：原脱，据类聚本补。
② 阴则：同上。

多用五香连翘与漏芦二汤，更不究三因所自，其可守一法而普攻之。既得其因，又须观病浅深，与证候吉凶，寒则温之，热则清之，虚则补之，实则泻之，导之以针石，灼之以艾炷，破毒溃坚，以平为期，各有成法。

## 读《素问》良用备要论第十四

《素问》云：阳气凑袭，寒化为热，热盛则肉腐为脓。凡发背皆因服五石散、寒食更生散，亦有单服钟乳而发者，又有生平不服而发，由上代服五石之类。其候多于两背胛，起如黍粟，或痛或痒，仍作赤色，人皆不以为事，日渐开大，不过十日，遂致不救。临困之时，外大如钱，内大如拳，古人云：外面如麻，里面如瓜。疮有数十孔，以手按之，诸孔皆出脓，寻时失喑。凡背上痛痒有异，可用净土和水为混[1]，捏作饼样，厚一分，阔三分，以艾炷灸，不限壮数，仍服五香连翘汤及铁浆攻之，醋调蚌壳灰涂之，更以骑竹马法灸之，甚良。（出伍起予方）

## 读《千金》良用备要论第十五

《千金》云：痈疽始作，或如小疖，或复大痛，或

① 混：类聚本作“泥”。

小痈，或发白米粒，就中便出脓，宜谨防。察见有少异，即须大警，宜急疗之，及断口味，速须利去恶毒，即宜用骑竹马灸法灸之，或只就上灼艾，重者四面中央揔灸一二百壮，更贴冷药，其效速焉。伍氏方。

## 读《家传》别脉辨证论第十六

伍氏论曰：痈疽之疾有二十余证，瘭发、痼发、石发、岩发、蜂巢发、莲子发、椒眼发、连珠发、竟体发，有肠痈内发，脑发、背发、眉发、腮颔发、肺痈、肾痈、奶痈、脐痈、臀发、腿发，外有手发、足发、穿当发，须痈，瓜瓠发[①]。大率随病浅深，分证内外，便行施治，不可迟缓，毋致孔洪，方为妙手。凡痈疽始作，便有发热恶寒，或有痛处，脉浮而紧，是欲为痈疽，非伤寒之候也。

## 痈疽证治第十七

陈无择云：病者脉数，身无热，反洒淅恶寒，若有痛处，背发其痈肿。欲知有脓无脓，以手掩之[②]，若热者为脓，不热者为无脓，此亦大略说也。若脉不数不热

① 发：原脱，据类聚本补。
② 之：类聚本及《三因方》作“上”。

而疼，有盖发于阴也。不疼尤是恶证，不可不知。凡热盛脉数，即用漏芦并单煮大黄等汤；不甚热，脉缓弱，只投连翘汤，其它依四节八事次序，更推三因，以用其药，未有不全济也。

## 治痈疽用药大纲第十八

李氏云：前方所著，靡不周备，但欲使用药者，不可不知之尔。然人能逐一玩味猥说，深思用药之意，临时看其病证，次第用药，无有不效。近时有亲旧得此病，为愚医所惑，或用君臣药，或用草药，其疾益甚，痛楚日增，然后回心，杜绝众医，只用愚方，间蒙下问，但指示三五，与之服饵，无有不安者。今[①]略书用药要领，与夫先后之序画一于后：

一、初觉得背疽之疾，便合服内托散，又名乳香万金散。后来方免变证，口舌无疮。此药但可服十数服而止，便以骑竹马灸法灸之，或用隔蒜灸法灸之亦可。

一、即合继服五香连翘汤。此药如大便宽快，内热既退，即合住服。若一二日之后，大便再秘，须合再服，要取利毒气至尽，然后住服，亦合看病人虚实，量其轻重而进药。

一、疽破后，多服洪氏排脓内补散，若无呕逆之

① 今：原误作“令”，据类聚本及薛氏本改。

证，用酒调下；有呕逆之证，只用木香汤调。此一药，若痈疽破后，当终始服饵，不可辍。陈无择云：当在第四节用，言之甚当。

一、痈疽初作之时，便要著艾，既灸之后，便宜用麦饭石膏，四围涂敷，以护其根脚，不可使开，中心却要留痈口如钱大，使毒气出，如痈渐小，随其大小敷之，直候疽破脓溃之后，口收只有径寸许，却用神异膏贴敷，却住用麦饭石膏。

一、痈疽才破有口，便合用猪蹄汤洗，其初连日洗，五日后，间日洗，欲安之际，三日一洗。

一、痈疽既破，脓血溃多，五七日后，方可用神异膏贴，若根脚小，五日后贴；如阔大，须七日、十日后，可贴敷。

一、痈口将收之际，最忌用急涩敛口之药，只宜用神异膏贴，其详已[①]载饮食居处戒忌篇。多见昧者，破此一段，不过病者厌于将理，医者急欲获利，不思毒气发泄未尽，其疾再来，人命自此不救，更将论医者贪利，更易前方篇所论。深思熟虑，以人命为重，阴功厚利，一举两全，岂不美哉！

一、疽疾将安之际，宜多服加味十全汤，以补其气，而庶使肌肉易生故也。

一、前后病背疽之人，多是先发渴而后背疽作，或

---

① 已：原误作“凡”，据类聚本改。

有背疽安而后发渴疾，因此不救者甚多。若有渴疾之人，宜专服加减八味丸，方见后。能使渴疾安，疽疾不作。若骤得背疽之疾，既安之后，不问有无渴证，便宜常服加减八味丸。此药非特可以杜绝渴疾之将来，亦且大能滋益气血，生长肌肉，使精神强健，此乃累试之验。忍冬丸亦妙。又名鹭鸶藤。

一、前方须是居州县及有力之家，方能及之，若居僻乡，及无力之人，只可用鹭鸶藤酒一名忍冬草。一方，终始之服饵，俟其疽破，即以神异膏贴之。然神异膏所用药材，皆非贵细难得之药。前后用此，以医田夫野老，百发百中。

一、呕逆有二证，一证谓初发时，不曾服内托散，又名万金散。伏热在心；一证有气虚，脾气不正而呕，当仔细审察病证，参酌用药。若是因热而呕者，外变心烦身热，痈作痛，此即是伏热在心，合将内托散服三两服即止，不可多服；若是气虚而呕，其证心不烦热，遇早便呕，或闻秽气而呕，早晨宜服嘉禾散，如有寒热，宜服家传不换金正气散，仍五更初，兼服山药丸以补肾。

## 论呕逆证第十九

李氏方论背疽呕逆，乃是毒气冲心，非脾胃之冷，当服内托散。《杨氏家藏方》云：有人因鼻衄初愈，不曾表汗，余毒在经络，背发大疽，自肩下连腰胁肿，其坚如石，色极紫黑。医以凉药服之，中夜大呕，乃连进此药三四服，呕遂止，既而疮溃出赤水，淋漓四十日而愈。又有患瘰疬者，痛过辄呕，服此药呕亦止。近见有人病疽，医者不肯用此药，以为恐伤脾胃，愚故引杨氏之言以解世人之惑。

## 论痈疽其源第二十

夫痈疽之源，多因于气，或云因于热，以仆之管见，虽是因于气，因于热，然多因食物积毒而得之。或问云：何以见[①]之是毒？按《素问》云：痈疽多生于膏粱之人。夫膏粱之人，水陆之味，俱收并蓄，房[②]劳太过，便服补药，或服乳石，或饵丹砂，殊不知五脏六腑，皆被热毒之气日夕熏煮，致令肉腐血化为脓。近代方论，但略云宣热拔毒，皆无明文。仆观古贤所用之药，却合其理，如用绿豆粉、犀角、矾石、国老膏、追毒丸，皆是解毒之剂。如此则云毒之一字明矣。仆于是遍寻方论，只有华佗《中藏经》所言是毒，今[③]人不复知之，并录于后，庶使后人服宣热拔毒之药，不必疑矣。

① 见：原误作“是”，据类聚本改。
② 房：原脱，据类聚本补。
③ 今：原误作“令”，据类聚本改。

## 华佗论痈疮第二十一

夫痈疽疮肿之作者，皆五脏六腑，蓄毒不流，则皆有矣，非独因荣卫壅塞而发者也。其行也，有处；其主也，有归。假令发于喉舌者，心之毒；发于皮毛者，肺之毒；发于肌肉者，脾之毒；发于骨髓者，肾之毒；发于下者，阴中之毒；发于上者，五脏之毒；故内曰坏，外曰溃；上曰从，下曰逆。发于上者得之速，发于下者得之缓。感于六腑则易治，感于五脏则难疗也。又近骨者多冷，近虚者多热。近骨者久不愈，则化成血虫；近虚者久不愈，则传气成漏。成虫则多痒少痛，或先痒后痛；生漏则多痛少痒，或不疼不痒。内虚外实者，多痛少痒。血不止则多死，脓疾溃则多生。或吐逆无度，饮食不时，皆痈疽之使然。种候万端，要在凭详，治疗之法，列在后篇。

## 论背疽其源有五第二十二

天行一，瘦弱气滞二，怒气三，肾气虚四，饮法酒、食炙爆物、服丹药热毒五。盖治背疽，不可一概将为热毒，其治之难易，当自一而至五。

# 卷　中

## 痈疽发背分表里证第二十三

伍氏方论曰：痈疽发背者，五脏六腑不调所生也。五脏主里，气行经络而沉，六腑主表，气行经络而浮，二者皆因喜怒不测，饮食不节，阴阳不调，则脏腑不和，荣卫虚，腠理开，寒气客于经络之间，经络为寒所折，则荣卫稽留于脉。又曰：荣者，血也；卫者，气也。荣血受寒，则涩而不行，卫气从之，与寒相搏，壅遏不通。又曰：气者，阳也。阳气蕴积而生热，寒热不散，故积成痈脓。又曰：腑气浮行于表，故痈肿浮高易治，脏血沉寒主里，故疽肿平陷，状如牛颈之皮，因而内蚀伤骨烂筋为难治。又曰：人五脏六腑俞穴，皆在背上，凡作疾证，易伤脏腹[①]，多致坏病。又曰：人多服丹石及钟乳更生散；及炙煿酒面，温床厚被，并尽力房劳，精虚气耗，至中年有消渴、消中、消肾之病，多发痈疽。所以然者，体虚热而荣卫否涩故也。又曰：疖者节也，痈者壅也，疽者沮也。一寸至二寸为疖，二寸至

① 腹：类聚本及薛氏本均作“膜”，据文义，疑为“腑”字之误。

五寸为痈，五寸至一尺为疽，一尺至二尺为竟体疽。大抵痈疽脉洪数甚者难治，脉微涩者易愈。治法，初觉便宣热拔毒，已溃则排脓止痛，脓尽则长肌敷痂，次序施治，切不可拘一法。酌量轻重，形证逆顺，寒则温之，热则清之，虚则补之，实则泻之，导之以针石，灼之以艾炷，破毒攻坚，以平为期，此谓至论。

## 察疽发有内外之别第二十四

李氏云：初发疽时，一粒如麻豆大，身体便发热，生疽处肉亦热，肿大而高，多生疼痛，破后肉色红紫，此为外发。虽大若盆碗，如用药有理，百人百可活。如初发疽时，不拘大小，身体无热，自觉倦怠，生疽处亦不热，数日之间，渐渐开大，不肿不高，不疼不痛，低陷而坏烂，破后肉紫色黑，此为内发。有此证者，未发见之先，脏腑已溃烂，百人百不救。虽有神仙之药，亦付之无可奈何。

## 辨痈疽发背阴阳浅深缓急治法第二十五

曾氏云：凡痈疽初发至微者，切不可欺。若初发肿臖便高者，势虽急而毒气却浅，盖散越于表，此乃六腑不和为痈，其证属阳，虽急而易疗。若初发至微如粟粒，甚则如豆许，与肉俱平，或作赤色，时觉痒痛，痒时慎勿抓破，其证乃五脏不调为疽，属阴，盖毒气内蓄已深，势虽缓而难治。故人初不以为事，至于祸至而不自觉，况感此疾者，神守不定，安能自察？其受病有阴阳、浅深、缓急之别，全藉医者精察，随证治之，毫厘不差，则疾无不愈。倘不分别，一例投药，以幸其中，鲜有不致危殆者。况阴阳显晦，似是而非，虽缓而急，虽急[①]而缓，苟不加察，死生分焉。凡痈疽之候，先须明辨阴阳之证，更当诊其脉与外证，以为权衡。若加精审，治疗对病，则举获万全之效。诊其脉浮数而洪紧者，其疮肿焮作，常身热烦渴，饮食知味，此乃六腑不和，大则为痈，小则为疖，其势虽急，投以凉剂，亦多全活。若诊其脉沉细而伏，或沉紧而数，初发之疮甚微，或无疮头，身不发热而内躁，体重烦疼，情绪不乐，胸膈痞闷，食不知味，或恶闻食气，此五脏不调为疽，属阴。盖痈疖则属腑，故发之浮而浅，其势虽急而缓，疽则属脏，毒气内蓄之深，势虽缓而反急，二[②]证皆荣血不调，逆于肉理，肉腐为脓。非谓阳证治之以冷，阴证治之以热，但别其痈疖则属六腑发于外，而为阳，疽则属五脏蓄于里，发之深而为阴也。经云：阳行也速，阴行也缓，阳之体轻，阴之体重，故痈证虽急而

---

① 虽急：原脱，据类聚本补。
② 二：原作“一”，据类聚本改。

浅，疽证虽缓而深，故浅者易愈，深者难疗。痈则浮而易识，疽则深而难辨。辨之早，治之速，无变恶证，则为尽善。急投五香连翘汤，甚者转毒散及神仙截法，更多服黄矾丸、国老膏，防托毒气，免致内攻。余遍搜百家之论，皆宜当头隔蒜及泥饼灸之，大小多寡，并依集内之法。灸罢仍服诸防托等药，治之贵早，治疗迟则难保其全活。况婴斯疾者，举世皆云难疗，方书亦不详究。故疾才觉讳而且[①]惧，自然心惊神怖，志守不定，遂使毒气乘虚内攻，变证百出，扰扰万绪，甘心自弃，轻委庸人，束手待毙。曾不若下俚之人，粗衣粝食，耐病忍痛，无力命医，殊无惊扰，虽不急治，却多全活。盖心志内定，精神不散，饮食如常，毒不内攻，其疮易[②]溃，不妄针药，自不害人。此又有贤愚贵贱之别也。今之名外科者，多是胶柱，不善交通，立性粗率，惟以针刀为快，始用毒药涂搽其外，内施冷药以虚其胃，外以涂药，闭塞毛窍，致使毒气无从所出，内外交攻，血气溷乱，则正气愈亏，邪气滋盛，其疮肿臖，根脚散阔，而患者疼痛昏迷。恣其所措，毒气[③]烂漫，却云痛者易疗，操心刚狠，轻视人命，以规微利，却以软言慰谕病者，殊不兴念人之痛楚，顷刻难堪，反以毒药麻痴好肉，务施刀剪，云去蠹肉，如此为医，与屠刽何

① 且：原作“宜”，据类聚本改。
② 易：类聚本作“已”。
③ 气：类聚本作“势”。

异哉？言至于此，恻然寒心。故善恶之证，全在医之工拙所致，故愚不得不辨明之。如烦躁时嗽，腹痛渴甚，泄利无度，小便如淋，一恶也；脓出[①]大泄，焮痛尤盛，脓色败臭，不可近[②]之，二恶也；喘粗短气，恍惚嗜卧，三恶也；未溃先黑，久陷，面唇青黯便污者，四恶也；肩项不便，四肢沉重，五恶也；不能下食，服食[③]而呕，食不知味，六恶也；声嘶色脱，唇鼻青黑，面目四肢浮肿，七恶也；更有气噫痞塞，咳逆身冷，自汗无时，瞪目耳聋，恍惚惊悸，语言颠错，是皆恶证也。所谓五善者，动息自宁，饮食知味，一善也；便利调匀，二善也；脓溃肿消，色鲜不臭，三善也；神采精明，语气清朗，四善也；体气和平，五善也。五善见三则善，七恶见四必危。若五善并至，则善无以加；七恶骈臻，则恶之剧矣。故善治斯疾者，乘其势浅，毒不内攻，善证具备，若其势既盛，则谨于防托，庶不内攻。苟不善治，失于防托，则毒气深攻，其七恶之证，则随即而至矣。恶证既备，百家方论，皆莫能救，惟有骑竹马法灸之，可以夺人之危于将死之际。余躬试其验，罄露所得，奚敢有一毫之隐耶！如痈疽发背等疮，治法大略相似，但要精加审度，疗之于未危之先，庶收万全之效。勿以势缓而忽视，勿以势急而怆惶，莫而后发，万

① 出：类聚本作“血”。
② 近：原作“退”，据文义及类聚本改。
③ 食：类聚本作“药”。

举万全。若其势既见，不同其他，便用隔蒜灸之，使毒发越于外，则不致内攻杀人之速也。其患处当头得灸，便成疮口良，文火艾既透，则疮口滋润，或出恶水，痛势亦定，兼服五香连翘汤，纵使未能顿减其势，亦少缓矣。更以骑竹马法灸之，则随即见效。若得疾已过七日，则不须用蒜灸，无益矣。只用骑竹马法灸之，仍服五香连翘汤，甚则转毒散，立见功效。此所谓要识轻重缓急也。倘疾势之骤，须急[①]以灸火当头引泄，使不内攻，非灸法则[②]无良策。艾[③]火之后，疾势既定，有少艾火流行，初不为害，但服托里散、国老膏、黄矾丸，自然安妥，但依将理法爱护，自无他虞。

经云：诸痛痒疮，皆属于心。心，君也，犹家主焉。疾如凶人，然家主衰，则凶人得以肆其暴。闻是疾者，尚且惊惧，况身履其危，安得不动心哉？心君不动，邪气莫能干犯，如主正于凶人，岂能自恣！明理之士，睹此毋以为言之赘焉。

## 论善恶形证第二十六

问曰：五善七恶，可得闻乎？答曰：食饮如常，一善也；实热而大小便涩，二善也；内外病相应，三善

① 急：原误作“恶”，据类聚本改。
② 则：类聚本作“别”。
③ 艾：类聚本作“灸”。

也；肌肉好恶分明，四善也；用药如所料，五善也。渴发而喘，精明眼角向鼻，大小便反滑，一恶也；气绵绵而脉濡，与病相反，二恶也；目中不了了，精明陷，三恶也；未溃肉黑而陷，四恶也；已溃青黑，腐筋骨黑，五恶也；发痰，六恶也；发吐，七恶也。

## 论生死形证第二十七

问曰：病有至甚而生，有微而至死，病证难辨，死生何从决乎？答曰：发背透膜者，死，不治。此言肝俞以上。未溃肉陷而青，唇黑便污者，死。此言坏脏便于瘀血。溃喉者不治，阴入腹者不治，入囊者死，鬓深及数者不治。谓如及寸余者。在颐后一寸三分，毒锐者[1]，不治。无此者生。流注虽多，疗之必愈。（论出郑氏《卫济宝书》）

## 形证逆顺务在先明论第二十八

夫痈疽破溃之后，其形候有逆有顺，眼白睛黑而眼小，一恶也；不能下食，纳药而呕，食不知味，二恶也；伤痛渴甚，三恶也；髆项中不便，四肢沉重，四恶也；声嘶色脱，唇鼻青黑，面目四肢浮肿，五恶也；烦躁时嗽，腹痛渴甚，泄利无度，小便如淋，六恶也；脓

---

① 毒锐者：薛氏本作“名毒锐”。

血大涩，焮痛尤盛，脓色败臭，不可近之，七恶也；喘粗短气，恍惚嗜卧，八恶也；未溃先黑，久陷面青，唇黯便污者，九恶也，更有气噫痞塞，咳嗽身冷，自汗无时，瞪目耳聋，恍惚惊悸，语言颠错，皆是恶证。所谓五善者，动息自宁，饮食知味，一善也；便利调匀，二善也；神采精明，语声清朗，三善也；脓溃肿消，色鲜不臭，四善也；体息和平，五善也。五善见三则吉，诸恶见四必危。若五善并至，则善无以加；七恶骈臻，则恶之剧矣。又有疽发所在，有不可治者何？脑上诸阳所会，宜[①]则髓出[②]；颈项上近咽喉，药饵饮食之所通，一有所碍，两不能进；肾俞上与肾相抵，命之所系，穴即透空，又不可著艾，三处有疽，并为难治。此论见李氏、伍氏方。

### 审内证用药附

自泻呕吐，不进饮食，诊之而肾脉最虚，此等古人皆以为不治之疾，然尚有救疗之理。

## 发背得体治贵在早论第二十九

伍氏方论曰：夫痈发背者，皮薄肿高，多有椒眼数

① 宜：类聚本作“穴”。
② 出：原脱，据类聚本补。

十粒；疽发背者，皮肤顽硬，状如牛颈之皮，二证皆宜灼艾。痈成脓则宜针，其铁宜用马衔铁为之，形如韭叶样，两面皆利，可以横直裂开五六分许，取去毒血，觉病便轻，须先灸而后裂，可服神仙追毒丸，利去毒根，次服排脓托里药调治。疽成脓则宜烙，可用银篦大二寸，长六寸，火上烧令赤，急手熨烙毒上，得脓利为效，亦服神仙追毒丸、排脓托里药调治。大抵痈疽一科，尤难于诸科，所谓菩萨心、刽子手是也。得非心传契妙，莫能臻此。

## 疮出未辨津润墨围论第三十

伍氏方论曰：夫觉背上两胛间，赤痒肿痛，或有白粒，且以津唾时润令湿，切勿抓破，缘毒势浮沉未定。大抵在背微有赤点，或因爪破而作，或因入浴，揩破犯水脉而作，或因饮酒脍炙而作，初未辨证，且以津润墨围，渐觉势盛，以墨重围，围了又肿赤，便就围处中央著灸，不可详缓。人多以火热过疑，临急用尊崇此说。

## 看验赤色重灸防蔓论第三十一

伍氏方论曰：凡疮肿以手指从疮旁按至四畔上，赤黑者按之色不变，脓已结成。又按之随手赤色，此亦有脓。按之白，良久方赤，游毒已息，可就赤白色尽处灸断，疮肉平实，久而赤肿自消。凡痈疽按之牢硬，未有脓也；按之半软半硬，已有脓也。又以手掩肿上，不热者为无脓，若热甚者，为有脓。凡觉有脓，宜急破之。

## 论疮口冷滞难合第三十二

治痈久而疮口不合，其肉白而脓血少，此为疮口冷滞，乃病人气血枯竭，不潮于疮，遂致如是。合用北艾叶一把，入瓦器内，浓煎汤，避风处乘热用艾汤浇洗疮口四围净肉，以绢帛兜艾叶乘热浇沃，一日一次，洗了须避风，仍烧松香，以烟熏疮口良久，用神异膏贴之。其疮不可与厌秽之人见，若不能禁忌，疮口难安，药亦无效。

### 治背疽掺药方附

李氏云：龙游有患背疽，已溃如碗面大，视五脏仅隔膜耳，自谓必死。有用大鲫鱼一条，去肠脏，以羯羊粪实其中，烘焙焦黑，极干燥，为细末，干掺之，疮口遂收，至今无恙。此出洪氏方，屡用有效，故附于此，须候脓少欲生肌肉时用之。

## 用药温凉须防秘泄论第三十三

伍氏方论曰：凡疮家皆用宣利，去其毒根，荡涤陈莝，假如神仙追毒丸、六味车螯散、五香连翘汤、千金漏芦汤，用药无过此法，更当详辨禀赋强弱，临时加减。大抵治疮要法，须是脏腑坚而不秘，通而不泄，则真气不耗，邪无所留。如治秘结，神功麻仁丸最妙。谓如老人肠胃虚，津液耗，便秘不利，精神昏浊，服之必安，可以类推。凡疮溃之后，尚觉虚热，可与五香汤内加犀角末、黄芪、人参之类。如大便秘、小便赤，可与五香汤加大黄、朴硝。

## 视生白痂切护勿触论第三十四

伍氏方论曰：夫痈溃破之后，败肉渐去，新肉渐生，日见堆阜，方成白膜，新血滋养，平复无疑。大率疮口未可速合，日用猪蹄汤洗去恶浊，外敷生肌膏、神异膏，药封令毒脓出尽，可用圣效散合疮。然疮已向安，更加调护，切勿轻触。或①有便恃向安，恣情触犯，喜怒不测，饮食倍伤，强作房。劳，疮能复作，尤难治疗，诸证蜂起，多有不救，更宜谨护为妙。

---

① 或：原脱，据类聚本补。

## 体察病人勤心爱护论第三十五

伍氏方论曰：凡痈疽一证，病人常自体察，凡疮初作，先以墨围，却视浮沉聚散，脓出视其多少，肉生视其阔狭，皆频体察以为喜惧，饮食视其美恶，脏腑防其秘泄，扶持欲其安便，疮口防其奢裂，病躯且忍恚怒，用勤补助汤[①]药，更自安心，令一念坚正，虽愚必明，既获更生，当怀思[②]谨。

## 古人用香药调治有理论第三十六

伍氏方论曰：夫气血闻香则行，闻臭则逆。大抵疮多因荣气不从，逆于肉理，郁聚为脓，稍得香味，血行气通，必无凝滞，多服五香连翘汤、万全散、秘传金粉散。凡疮家本自腥秽，又加臭恶，因而相触，反成大患，毒气入胃，令人咳逆。古人用香，可谓有理。且如饮食之中，调令香美，益其脾土，养其真元，可保无虞。

## 饮食居处戒忌第三十七

李氏云：作劳叫怒，嗜欲饮食，如干湿面，炙爆煎

① 汤：原作“阳”，据类聚本改。
② 思：类聚本作“畏”。

炒，腌藏法酒，生冷滞腻，牛、羊、鸡、鹅、鱼，《素问》云鱼为热中。并不可食，性热者发热，冷者损脾胃，毒者发病，皆当戒之。因吃毒食发热条云：凡有疽疾人，不可食羊肉、鸡肉、牛肉、鹅肉、鱼面、煎炒炙爆及法酒，食之必发热。

病者之房，深戒有腋气之人，并有孕妇人，月经现行妇人，孝子僧道，毋令入房，房[①]内常令洒扫洁净，焚好香气，方使气血流畅，易得安愈，合药之时，亦忌此等见之，又忌见鸡犬猫畜。独胜散服法下云：疮疡固自腥秽，却反不喜臭秽，若不洁之气触之，毒必引蔓，已溃者必复发，以逆故也。昔人方法，无不用香，盖知其所治也，饮食必香则气顺，衣著居处亦务鲜洁，接物语言，更防腋臭，闻他人口气之类，皆预防之，孝子、僧尼、寡妇、悲怆之声，并宜避之，妇人月事行者，毋令入房，尤当忌谨。

凡有背疽之人，难于隐几，但用绿豆十斗，作一大袋，隐伏则自然心凉，身体安稳。已上戒忌，已安后半年间，血气未定，犹当谨戒，不废药饵，方能保全。

## 论医者贪利更易前方第三十八

李氏云：尝见世间医者，存心不良，每有一妙方，

① 房：原脱，据类聚本补。

秘而不传，或见流传经验之方，复多毁訾，惑人莫用，所谓技在羿则羿，重此谋利，嗜贿之常。愚所集验之方，乡里亲朋得此疾者，其始为医者所惑，迟迟不用，历试他药，其疾愈甚，既而技穷，病者却来下问。愚嘱其专用此方，数日后可收效，已而果如其言。中或信之不笃，改弦更张，病势随变，使之复寻旧辙，尽得安痊。则知已效之方，诚不可易。然愚既不蹑其后，与之辩论，又不能家置一喙以自晓，故寄之声画，以见其意，质诸古今，以解其惑。如有古之吕西华秘传麦饭石膏方，以外舅之亲，计其不可得，裴员外啖之以名第，河南尹胁之以重刑，吕宁绝荣望，守死不传。君子责之，以存心隘，尚在可恕之域。因举近世医者，每见已试之效验名方，设为谲诈之术，使人勿复用之，其罪莫赎。岁在淳熙丙申仲夏，有赵公宣教，字季修，来宰龙泉，于赴官单骑兼程到此，未几鼻衄，忽然大作，日出血数升，时家兄通直与之游，教以服藕汁地黄膏方。赵云：某得疾有由，往年因赴铨曹注拟，其日暴热，自省前至书铺，急走数回，心绪不宁，感热而骤得之，寻叩临安一名医，服药遂痊，谢以钱五万。临分袂，医者再三嘱云：恐他时疾作，万勿轻信医者，服生地黄、藕汁之药，冰冷脾胃，无复可疗，必欲别求妙剂。半月间，易数医无效。家兄遂自制藕汁地黄膏，勿言所用药味以赠，赵公服之，三日疾愈。赵云：蒙惠药如是之灵验，与向来临安所服之药，气味相似，得非方同乎？家兄对曰：即前所献之方也。赵公惊叹曰：始觉医者谲谋以误我，早信此方，不受苦许久。再三称谢。以愚前所集方，如治因热毒冲心而呕，用内托散，又名万全散。因脾胃虚弱而呕，用嘉禾散，各有证候。治疽疮之灵验，有麦饭石膏，治渴疾之神效，有加减八味丸。此四方屡为医者所眩惑，使人勿用，深悯其病者之受害，今又举赵公之事为证，表而出之。

## 诸家所用得效名方附

**神仙追毒丸**　又名圣授丹，又名神仙解毒万病丸。能解一切毒，如被狐狸毒、鼠莽毒、恶菌、河豚毒、食疫死牛马肉毒，或蛇犬恶虫所伤。又治痈疽发背，及疗鱼脐疮，人多不识，唤作痈疽，致命杀人者，治诸风瘾疹、赤肿瘤等。

文蛤一名五倍子，捶破，洗，焙，净秤三两　山茨菰去皮净，焙，秤二两　千金子一名续随子，去壳，研去油，取霜秤一两　红牙大戟去芦，洗净，焙干，秤一两半　麝香三钱，别研入

上除千金子、麝香外，三味为细末，却入研药令匀，用糯米煮浓饮为丸，分为四十粒，每服一丸，研生姜薄荷汁，井华水研服，干薄荷浓煎汤，冷磨服亦佳。通利一两行无妨，只用温白粥止住。合时宜用端午、七夕、重阳日合，或遇天德月德日亦佳。合时要在净室焚香，至诚修制，毋令妇人鸡犬见，效验不可具述，宜珍

藏之。喻良能云：葛丞相传此，以为济世卫生之宝，凡人居家或出入，不可无此药。如毒药最多，若游宦岭表，才觉意思不快，便服之即安。二广山谷间，有草曰胡蔓草，又名断肠草，若以毒人，急水吞之急死，缓水吞之缓死。又曰：毒蛇杀之，以草覆上，以水灌之，数日菌生其上，取为末，调酒以毒人，始以无患，再饮酒即毒发立死。其俗淫妇人多自配合，北人与之情相好，多不肯逐，北人回，阴以药置食中，北[①]还，即戒之曰：子夏来若从其言，即复以药解之，若过期不往必死矣，名曰定年药。北人届彼亦宜志之。始[②]觉中毒，四大不调，即便服之，或于鸡、豚、鱼、羊、鹅、鸭等肉内下药，再食此物，即触发其毒，急服此药一粒，或吐或下，随手便差。昔有一女子，久年病劳瘵，命在旦夕，为尸血虫所噬，磨一粒服之，一时间吐下小虫十余条，大者正为两段，后更服苏合香丸，半月遂愈，别具汤使于后[③]。菌蕈、菰子、金石砒也。毒、吃疫死牛马肉、河豚鱼毒，时行瘟疫，山岚瘴气，急喉闭喉，缠喉风，脾病黄肿，赤眼，疮疖，冲冒寒暑，热毒上攻，自缢溺水，打折伤死，但心头微暖，未隔宿者，已上并用生姜蜜水，磨一粒灌之，须臾复苏。痈疽发背未破，鱼脐疮，诸般恶疮肿毒，汤火所伤，百虫犬鼠蛇伤，已上

① 北：类聚本作“比”。
② 始：类聚本作“若”。
③ 别具汤使于后：此六字原脱，据类聚本补。

并用东流水磨涂，并服一粒，良久觉痒立消。打扑攧损伤折，炒松节酒磨下半粒，仍以东流水磨涂。男子妇人，颠邪鬼气鬼胎，暖酒磨下一丸，可分作两服，有毒即吐下自止。

**转毒散**　治发背痈疽，不问浅深大小，利去病根则免传变。

车螯紫背光厚者，又名昌娥。以盐泥固济，令通赤，候冷，净取末一两　甘草一分　轻粉半钱

上一处为细末，每服四钱匕，浓煎瓜蒌酒调下，五更初服，转下恶物为度，未知再用瓜蒌一个去皮，酒一碗煎至一盏，调一服，甚者不过二服，要须熟视其势，若大瘕骤，则急服之，效在五香连翘汤之上，但稍缓者，只服五香连翘汤，若急切急服，神仙截法。

孙真人单煮大黄汤　宣热拔毒大便秘者方可用此。

锦纹大黄酒洗去皮不以多少

上一味锉如麻豆大，水煮服，即快利，此要法也。

**神仙截法**　治痈疽发背，一切恶疮等，预服此，毒气不内攻，可保无虞。

真麻油一斤，银器内煎数十沸，倾出，候冷

上用无灰酒两碗，浸油内约五大盏许，重汤温稍热通口急服，一日尽之为妙，感疾数日者亦宜急服之佳。此法传授之于吴安世，云吾家三世用之，无不效验。又闻猎者云，凡误中药箭，急饮麻油，则药毒不行，后果于西山，亲睹人被虎箭穿股者，号叫不忍闻，急以麻油灌之，良久遂定。又闻郑学谕德甫云，渠尊人曾用之有验。

**秘传连翘汤**

连翘 升麻 朴硝各一两。别研 玄参 芍药 白蔹 防己 射干各八分 大黄一两三钱 甘草炙，半两 杏仁八十个，去皮尖，面炒黄，别研

上除杏仁、朴硝外，为粗末，却入杏仁、朴硝末令匀，每服三钱，水一盏二分，煎至八分，去滓空心服，利下恶物为效。

**五香连翘汤** 治一切恶核瘰疬、痈疽恶肿等病。（《三因》）

舶上青木香 沉香 乳香 丁香 麝香 升麻 独活 桑寄生 连翘 射干 木通去节，各二两 大黄蒸三两

上㕮咀，每服四大钱，水二盏，煮取一盏以上，去滓取八分清汁，空心热服，半日以上未利，再吃一服，以利下恶物为度，未生肉前服不妨，以折去毒热之气，本方有竹沥、芒硝，恐泥者不能斟酌，故缺之，知者自当量入，一方有黄芪、藿香，无独活、射干，一名五香大黄汤。

**五香连翘汤** 凡一切恶核瘰疬，痈疽恶疮，脑背等，或灸后更服亦妙。

青木香三分 鸡舌香去顶，一分 桑寄生二分 沉香 木通 生黄芪 大黄各一两。酒浸，煨，老人虚人加减 麝香二钱 乳香 藿香 川升麻 连翘各半两

上为细末，每服四钱，水一大盏，煎至七分，任性服，略疏通，或即取下恶物，然后服内托散之类，则毒势易散，不为深害。亦有随便消散者。此药早服为佳。

**漏芦汤**　治痈疽发背，丹痃恶肉，时行热毒，发作赤肿，及眼赤生疮。

漏芦　白及　黄芩　麻黄去节　白薇　枳壳去穰、麸炒　升麻　芍药　粉草炙，各二两　大黄二两，蒸，若见热而实，加作五两

上㕮咀，每服四大钱，水二盏，煎至七分，去滓，空腹热服，以快利为度，本方有芒硝，今去之。

**千金漏芦汤**

漏芦　连翘　黄芩　白蔹　枳壳去穰，麸炒　川升麻　粉草炙　麻黄去根节。各一两　大黄一两半，湿[①]纸煨　朴硝别研，一两

上除硝外，并为细末，每服二钱，水一盏，姜三片，薄荷三叶，煎至七分，空心温服，利下恶物为妙。

**六味车螯散**

车螯四斤[②]，黄泥固济，水煅通赤，出水毒一宿，研为末　瓜蒌一斤[③]，去皮用仁，新瓦上炒令香　灯心三十茎　甘草节二钱重，炒

上将瓜蒌、灯心、甘草节为粗末，只作一服，用酒二盏，煎耗半碗，去滓，入蜜一大匙，和匀，每服[④]酒八分盏，车螯末二钱，腻粉少许调匀，空心，温服，取下恶物黄涎为效。

---

① 湿：原作"炒"，据类聚本改。
② 斤：类聚本作"个"。
③ 斤：类聚本作"个"。
④ 服：类聚本作"用"。

已上诸方，通行宣利拔毒之药，可斟量轻重，选而用之，万不失一。

**止痛灵宝散**

鬼系腰生竹篱阴湿石岸，络石而生者好，络木者无用。其藤柔细，两叶相对，形生三角，用藤叶一两，洗净，晒干，不可见火　皂角刺一两，锉，新瓦上炒黄　甘草节半两　瓜蒌大者一个，取仁，亦用新瓦炒黄　明乳香三钱重，别研　没药三钱，别研

上除乳香、没药外，为粗末，入乳香、没药和令匀，每服二钱，水一盏，酒半盏，慢火煎至一盏，去滓通口服，无时候。

乳香万全散只是内托散，在前不录。

**神秘陷脉散**

黄芪　人参并去芦　川当归酒洗，去芦　川芎　赤芍药　粉草　地骨皮　五加皮　忍冬叶　橘红各一两　乳香　没药并别研。各半两

上为粗末，每服三大钱，水一盏，酒半盏，煎至一盏，去滓温服，无时候。

**神功麻仁丸**

麻仁去壳，研令极细　川大黄三两，湿纸裹煨　人参二①分，去芦　诃子煨，取肉，一两

上除麻仁外，为细末，和麻仁令匀，炼蜜丸如梧桐

① 二：类聚本及薛氏本均作“三”。

子大，每服二十[①]丸，熟水任下，食前临卧时服。

**清心内固金粉散**又名金花散。

辰砂别研　白茯苓去皮　人参去芦。各三分　绿豆粉四两，研　雄黄一分，研　甘草三分　朴硝半两，别研　白豆蔻仁半两　脑子　麝香并研。各一分[②]

上以参、苓、白豆蔻为末，入研药令匀，每服一钱半，蜜汤调下，无时候。

**清膻竹叶汤**

生地黄洗，焙，六两　黄芩去心　芍药　人参去芦　知母　粉草炙　白茯苓去皮。各二两　川升麻　黄芪蜜炙　瓜蒌根　麦门冬去心。各三两

上为细末，每服二钱，浓煎竹叶汤一盏，内枣一个，去核，再煎至八分，无时温服。

已上六方，治痈疽热盛焮肿，作渴疼痛。

**猪蹄汤**　治一切痈疽肿坏，消毒气，去恶肉，凡疮有口，便要用此汤洗濯。

香白芷不见火，切　生甘草　老羌活　露蜂房取有蜂儿者　黄芩去心　赤芍药去皮　川当归去芦，洗，焙。各等分

上为粗末，看疽大小用[③]药，如疽大加料用。上先将獍猪前蹄两只一斤，只用白水三升，煮软，将汁分为两次，澄去面上油花并下面滓肉，每次用药粗末一两，

---

① 二十：类聚本及薛氏本均作“三十”。
② 分：此方中剂量为“分”者，薛氏本并作“钱”。
③ 用：原脱，据类聚本补。

投于汁中，再用文武火煎十数沸，去滓，以故帛蘸药汤，温温徐徐薄揩疮上，死肉恶血，随洗而下。净洗讫，以故帛挹干，仍避风，忌人口气吹之。有胡臭人并月经见行妇人、猫犬，并不许入病人房。洗疮，切勿以手触著。洗疽之方，所敷三四十只，用之只此一方，极神效。所用露蜂房最有理，谓其以毒驱毒也。

**洗药猪蹄汤**

藁本去苗　川当归去芦　杜独活去芦　茵草　黄连去须　蔷薇根　狼牙草　甘草　大黄　芍药各二两

上为粗末，先用豮猪前蹄一只，煮取浓汁，澄去滓肉与上面油花，每用药末半两，蹄汁一碗，葱白一根，汉椒二十余粒，同煎三五沸，去滓，通手洗。

已上二方，治痈疽破后，先用洗净，软帛挹干，贴膏药，去败肉，生新肉。

**洗药神硝散**

蛇床子二两，为粗末　朴硝一两，研

上二味，和匀，每用三钱重，水一盏，煎三五沸，去滓，通手洗，掺后末，合疮口。

**圣效散**

黄柏一两，去粗皮，细切，炒至赤黑色　川山甲一两，沙炒令黄色　槟榔　木香各半两，炒令黄色　鸡肶胵七枚，同炒①

上为细末，每用少许，候大脓出尽，方可干掺疮上。

① 同炒：类聚本作“生用”。

# 卷　下

## 论麦饭石膏治效辽[1]绝第三十九

李氏云：麦饭石膏治背疽之疾，神妙莫比，惜乎世人罕有能知者，然古方所载，用药修制，略而不详，则其间药材不真，修制苟简，是自致其无验，非方之误也。愚亲见一贵人有此疾，医者用麦饭石膏涂贴，不惟无效，而反增其痛楚，更以毒药盦之，脓亦不溃，昼夜疼痛，不得安寝，疮逐日开大，侵至两胁，又于咽喉脚膝间，遍发数疽，医者尽以为不可治疗，愚虽预备吐药，选择修制，既良且精，而未敢便用，俟诸医缩手，试以用之，一夕之间，疼痛尽止，脓血俱溃，来如湍水，病者安寝，众皆惊愕，以谓别有神药，殊不察正是麦饭石膏也。疽疾须得脓血溃散之多，即便毒气随脓血出，不至内伤肝腑，病者得安。有一庸医见脓不溃，遂打两银管欲插入疽，以口吸出其脓，愚谓用此，则病者必不救，力沮其说，又用荐席开其一窦，使病者仰卧以取脓，此既不可谏，因令试之，脓亦不来，后卒用愚所

① 辽：各版本同，待考。

合麦饭石膏而取效，自此而后，乡间有此疾者，来下问，因录此方，俾精择修合，尽取十全之功，愚故详著之。

**麦饭石膏方** 治发背，诸般痈疽神效。一名鹿角膏。

白麦饭石其石颜色黄白类麦饭团者是，如无此石，只寻旧面磨近齿处，石不限多少，用炭火煅至红，以好酽米醋淬之，如此煅淬十次方得，却碾为末，重罗去粗者，取细末入乳钵内，用数人更迭，研五七日，要如面样，极细为妙 白蔹碾为细末 鹿角不用自脱者，须拣带脑顶骨全者，如是生取之角方可用，截作二三寸长，炭火内烧，令烟尽为度，碾罗为末，再入乳钵内，更迭研令极细 上用煅成麦饭石细末二两，白蔹末二两，鹿角灰细末四两，最要研得极细，方有效验，若研得不细，涂得极痛，若细而嫩，大能止痛，收口排脓，精粗之效验不同者如此。合和时，量药末多寡，用经年好米醋，入银石器内，煎令鱼眼沸，却旋旋入前三味药末在内，用竹篦子不住手搅，熬一二时久，令稀稠得所，取出，倾在瓷盆内，候冷，以水盖其上，勿令著尘埃，每用时，先用猪蹄汤洗去痈疮上脓血至净，以故帛挹干，以鹅翎拂药膏涂敷四围，凡有赤处，尽涂之，但留中心一口，如钱大，以出脓血，使热毒之气随出，如脓未溃，能令内消，如已溃，则排脓如湍水，逐日见疮口收敛，如患疮久肌肉腐烂，筋骨出露，用旧布片涂药，以贴疮上，但内膜不穴，亦能取安。洗疮勿以手触动嫩肉，仍不可以口气吹著疮，更忌有腋气之人，及月经见行妇人，或有孕人见，合药亦忌此等。

合此药时，须要麦饭石好，鹿角要生，取带脑骨者，烧灰时却不使脑骨，但要辨其生取与自退尔！若能精择药材，精虔修制，胜用他药，收功多矣。仍可熬取好米醋一大碗，收瓷器内，候逐日用药于疮上，久则其药干，常用鹅翎点醋拂湿，其药勿令绷也。初使须一日一洗一换药，十日后，两日一换。古方云：白麦饭石，颜色黄白，类麦饭，曾作磨者尤佳。愚谓麦饭石不可作磨，如古人云曾作磨者尤佳，则惑人矣。麦饭石，其状如饭团，生粒点，若无此石，当以旧面磨近齿处石代，取其有麦性故也，屡试得效，此石铺家有时无卖，念欲用之，但于溪中寻，麻石中有白石粒，如豆如米大者即是也，但其石大小不同，或如拳，或如鹅卵，或如盏，大略如握聚一团麦饭焉。（古方有序，字多不录）

## 论神异膏功用第四十

凡疽疾，先以麦饭石膏涂敷，俟其疮根脚渐收，止于寸径大，却用神异膏贴之收口。大抵痈疽切戒用急涩之药，敛口太速，毒气发泄未尽，必于其旁复发大疽，断然无疑。敛口速效之药，亦有数方，不敢传示于人，恐躁急之士，用之适所以害病也。膏药有十数方，功用优劣不同，历试以知其性，惟神异膏独冠。何以验之？前后有贫贱之家，无药可服，亦且未能成就麦饭石膏，止有神异膏一药，随此与之，疽疾宜安。而更有一奇效，亦要知之。有疽疾所受，深浅不同，故其疮口之收敛，有迟速之异，既不可用急涩之药以取速效，又不可无药以疗其病，若用神异膏以贴，则随其人病之浅深取效，或一月，或一季，或半年，不痛楚，起居无碍，自在取安乐，与病相为终始。然合时极难于火候，以愚之熟于修合，亦且初合时，一二次瞻料不到，失其药性，今于方后，已详其曲折，可熟看而修合。兼合麦饭石膏，熬神异膏，皆要于一净室中修合，不可与妇人、鸡、犬、猫、厌秽物见。

**神异膏方** 治发背痈疽，诸般恶毒疮疖。其效如神。

露蜂房要用蜂儿多者为妙，细剪事治极净，一两 全蛇蜕以盐水洗净，焙干，秤半两，细剪 玄参半两，去芦，切 绵黄芪三分，去芦 黄丹五两，罗取细者，后入 真好麻油一斤 杏仁去皮尖，切小片，一两 男子乱发净洗，焙干，如鸡子大

上件药，先将麻油入银铫中，同乱发于风炉上，慢慢文武火熬，候发焦熔尽，以杏仁投入，候杏仁变黑色，用好绵滤去滓，再将所熬清麻油入银铫内，然后入黄芪、玄参二味，慢火熬一二时久，取出铫子，安一冷风炉上，候半时久，火力稍息，旋旋入露蜂房、蛇蜕二味，先准备柳枝杖子，才入二味，便要急搅，下了，却移铫子于火上，不住手搅，慢火熬至黄紫色，又再用绵滤过，复入清油任[①]铫内，乘冷投黄

① 任：据文义，当作“在”。

丹，急搅片时，又移铫子于火上，以文武火慢慢熬，不住手用柳枝杖搅千余转，候药油变黑色，滴一二滴于净水中，见得凝结成珠子，则是膏成就。若珠子稀，再熬少时，必候得所，然后瓷器内封收用，或恐偶然熬得火太过，稍硬难于用，却量度将少蜡熬麻油添在内，用瓷器盛封盖，于甑上蒸，乘热搅匀，收而用之，膏药熬成了，须用连所盛瓷器，置净水盆中，出火毒一昼夜，歇三日方可用。熬此膏药极难于火候，须耐烦看火紧慢，火猛即药中火发，不特失药性，又伤人面目，救助不及，千万谨戒，膏药方甚多，不下数十，治特疽之神效，无出于此。

家藏神验**血竭膏**伍氏方。

川当归去芦，酒洗　白芷　大黄　黄连去须　黄柏去粗皮　木鳖子去壳　皂角去皮子弦　汉椒去梗、目、闭口者　苦参去芦　杏仁去皮、尖、双仁，生用　露蜂房各一两　男子乱发一两　乳香别研　没药别研　血竭各三两重，别研　虢丹罗过，六两

上十六味，除乳香、没药、血竭外，余药锉碎令匀，用真麻油八两，浸一宿，却入铁铫内，文武火煎令发焦为度，绵滤去滓，取清油秤过多少，再入铫内煎令沸，每两清油，入虢丹一两，柳枝杖搅不住，候加减软硬得所，就水中试之，不拈手为度，再入乳香、没药、血竭三味搅匀，候冷取出，用白皮纸就热火上随疮口大小熨开，剪去四边白纸，贴疮口上。合药用辰日及天

德、月德、天医吉日为佳。

外食鹿角膏，只是麦饭石膏同，不录。

**压热神白膏**

大黄　白蔹　黄柏皮　南星　赤小豆　黑蛤粉各一两

上为细末，用芭蕉清汁调涂肿上，遇干时，更用蕉汁刷湿。

**牡蛎地黄膏**

大黄一两，为末　牡蛎盐泥固济，煅赤，出火毒一宿，研令极细，取末，二两

上用生地黄研取自然汁，调涂肿上，干时用地黄汁刷湿。

已上诸方，治痈未破肿痛，破后，涂角四畔，余肿临时详酌更换用。

李氏云：疽疾既成，先服取毒之药，只用麦饭石膏涂贴五七日之后，病渐减退，合服川乌丸、二乌丸，驱余毒，活气血，生肌肉，排宿脓，去风邪，既破之后，合服内补十宣散，多服为妙。

治发背，活经络，**大川乌丸**

大川乌生，去皮尖　当归去芦，酒洗　赤芍药　苏木锉，炒　木鳖子去壳，切，炒　川独活去芦　羌活去芦。已上各二两　五灵脂淘去砂土，微炒　乳香　没药并别研　穿山甲蚌粉炒。已上各一两

上为细末，酒煮面糊丸如梧桐子大，空心温酒下三

十丸。

治发背，托里定痛，驱风毒，凉血脉，**二乌丸**

羌活去苗　薄荷叶各三两　川芎三味不见火　玄参　地榆　麻黄去根节　蔓荆子去蒂白膜　旋覆花去萼蒂　荆芥穗各二两　防风去叉芦　天麻　白芷不见火　白僵蚕直者，去丝足口，炒牛蒡子炒。各二两　甘菊花三两　大川乌去皮尖，炮①　何首乌各四两　粉草炙，四两中②　蝉蜕洗，去土、前足，半两

上为细末，炼蜜丸如弹子大，每服一丸，食后细嚼，茶酒任下。

## 疽口紧小而硬论第四十一

李氏云：大凡疽口紧小而硬者，盖为风毒所胜，合用蜈蝎散掺于神异膏上，止于近疮口处，掺一小钱大，不必遍地掺药。

**蜈蝎散**　治痈疽疮口小而硬，贴膏药而脓不来，此为风毒所胜，宜用此药。

赤足蜈蚣一条，去头足，生用　生全蝎三个，去毒，要全者　木香一钱重

上为细末，用时先以猪蹄汤净洗疽了，以帛挹干，以此药一字许掺于膏药上，近疮口处贴，其效如神，每

① 炮：原作“炒”，据类聚本改。
② 中：类聚本同，疑为“半”字之误。

用神异膏，合先量疽大小，涂在纸花上了，却用此药掺于膏药上，要使先到疮口故也。若疮口阔大及不硬，则不必用此。

## 论疽疾变证咽喉口舌生疮甚者生红黑菌第四十二

李氏云：凡痈疽之疾，初服头药失序，或不曾服内托散，又无药宣得内毒，致令热毒冲心经，咽喉口舌生疮，甚至生红黑菌，变证甚速，难于医疗，合预备琥珀犀角膏治之。向有一贵人，因疽而生此证，医者以为心脏绝尽，皆设辞退医，愚进此药，一日而安。当先服犀角散，防有此证。

**琥珀犀角膏方** 治咽喉口舌生疮菌。

真琥珀研 生犀角屑各一钱重 辰砂研茯神去木皮。各二钱重 真脑子研，二字人参去芦 酸枣仁去皮，研。各二钱重

上人参、茯神、犀角为细末，入乳钵内，别研药味和匀，用炼蜜搜为膏子，以瓷瓶收贮，俟其疾作，每服一弹子大，以麦门冬去心浓煎汤化服，一日连进五服取效。

李氏云：凡发背疽之后，不曾服内托散，致使热毒冲于心经，必使后来咽喉口舌生疮，甚至黑烂，合先服犀角散，以解散其毒，免有此证。

**犀角散方**

生犀角屑　玄参去芦　升麻　生黄芪去芦，切　赤芍药　麦门冬去心　生粉草　当归酒洗，去芦，焙。各一两　大黄微炒，二两

上为粗末，每服三钱，水一盏半，煎至七分，去滓温服，无时候。

## 详审候熟溃脓戒用针刀说第四十三

曾氏云：切宜熟视详审，俟其溃熟脓透于外，其势盈盈欲出，只用替针丸自疮头咬开，不半日许，其脓自出，切不必用针刀也。俚语有云：痈疽能杀生人，若医疗合法，脓溃肿消，不用针刀，肌肉不坏则生死人，倘不候熟溃，而妄以针刀破之，谓之生杀人，诚实如此，切宜谨守。

## 论伤割证第四十四

李氏云：病痈疽人，适被庸医用毒药掩盦，或以针刀伤割，不能生肌肉，疮口不合，切不可用急涩敛口药，当只用猪蹄汤与北艾汤相间洗，以神异膏贴之，并服排脓内补十宣散，兼服内托黄芪丸。

**内托黄芪丸**　治因用针砭伤其经络，白脓赤汁逗流不止。

生黄芪去芦，焙，锉，八两　当归洗，焙，三两肉桂去淡者，不见火　木香　沉香　乳香别研。各一两，诸香并不见火

上为细末，用绿豆粉四两，生姜自然汁煮糊，丸如梧桐子大，无时，候温，熟水吞下四十、五十丸。

## 论痈疽发寒热多汗误用药第四十五

李氏云：近时有数人病背疽，服前方药未安之间，遍身寒热，或先寒后热，或先热后寒，或连日作，或间日作，必先呕痰，然后寒热，寒热解，大汗出，然后止，时医多欲用柴胡、牡蛎止汗之药，又有以为疟疾，欲下恒山饮子，愚力辩云：背疽之疾，不可专以为有热，亦有气虚而得之，亦有因怒气并气血凝滞而得之。所以发寒热者，先感寒邪，脾气不正，痰盛而有此证，若下柴胡必泻肝，母既虚，而又泻其子，牡蛎涩气，气血已不荣运，又服涩气药，恒山饮子吐痰，大损脾胃，用药如此，可谓误[①]谬。愚但令服家传不换金正气散，祛寒邪，正脾气，痰饮自消，寒热不作，兼服排脓内补散，以木香汤易酒，不欲引呕吐故也。服此药三日，寒热自退，呕吐不作，汗亦自止。欲刊行前方之际，因治数病，见时医几误用药，故著此论，仍录家传不换金正

① 误：原脱，据类聚本补。

气散方于后。

**家传不换金正气散**　治四时感风寒冷热之气，或伤冷物，伤寒瘴疟之疾，痰盛头痛，常服能辟山岚瘴气，四时疫疠。

苍术用米泔浸，春冬一日，秋夏浸半日，再用新汲水浸一宿，拣好者，削去黑皮，切，焙，用麸炒令黄色，去麸，秤四两　紫色大厚朴去粗皮，四两，细切，用生姜四两，捣烂，淹一宿，次日入铫，用文武火炒干用　粉草炙，锉，取二两　真橘红水浣净，焙，取三两。上四味一处再入锅内，以文武火微炒略色变，却以纸乘于白木板上出火毒　半夏汤泡七次，焙，为细末，以生姜自然汁和作薄饼子，安文武火上，炙令黄色为度，候干，秤二两　藿香叶二两　人参去芦　木香湿纸裹煨，锉　白茯苓去皮。已上各一两

上九味，修制外为细末，每服二钱，水一盏半，生姜三片，枣子一枚，煎至八分，入盐少许，温服，无时候。

## 论因吃毒食发热第四十六

李氏云：凡有疽疾人，不可食羊肉、鸡肉、牛肉、鹅肉、鱼面煎炒炙煿及法酒，食之必发热，此最要病人与看病之人善加调护，或有此证出，不得已，只有栀子黄芩汤以退其热，用之亦常取效。然病疽之人，其初服宣毒之药，已自动脏腑，疮毒之后，出脓血过多，未能平复气血，可谓虚弱之甚，今又不能戒忌，自致发热，

须合服冷[①]药，以退其热，则是重虚矣，病者其何以堪？服药以取效，乃是侥幸于一中也，切不可恃有药，而不戒忌。

**栀子黄芩汤** 治发背疮溃后，因饮食有伤，调摄不到，发热不住，用以退热。

漏芦 连翘 栀子仁 黄芩去心 防风 石韦如无，自取桑白皮代 生甘草 生犀角屑 人参去芦 苦参去芦 白茯苓去皮。各二钱半 生黄芪一两，去叉芦

上为粗末，每服四大钱，水一中盏，煎至六分，去滓温服。

## 论疮作渴甚用精调[②]<br>补第四十七

伍氏方论曰：夫痈疽作热，大渴，毒气炎盛，急服神仙追毒丸，每日一服，取下恶毒，次服清膻汤、万全散、五香连翘汤、六味车螯散、千金漏芦汤，皆可选用。然下利以后，尚渴不止，却用生津补气秘传金粉散、人参黄芪散、内补散之类，津液生，血气实，渴自止。

---

① 冷：类聚本作“凉”。
② 调：原脱，据目录及类聚本补。

## 论疽疾向安忽然发渴第四十八

李氏云：凡病疽疾之人，多有既安之后，忽发渴疾而不救者，十有八九。疽疾将安，而渴疾已作，即便合服加减八味丸。既安之后，而渴疾之证未见，亦合先服此药，以预防其未然。若疾形已见，卒难救疗。痈疽后，合服补药，若用峻补之药则发热。又况痈疾人安乐之后，多传作渴疾，不可治疗，当预服加减八味丸，如能久服，永不生渴疾，气血加壮。未发疽人或先用渴证，亦合服此药，渴疾既安，疽亦不作。

**加减八味丸方**

大地黄洗，焙干，却用酒洒，饭上蒸七次，焙干，秤二两 真山药炒　山茱萸去核取肉，焙秤，各一两 肉桂去粗皮，淡者不用，厚者不见火，取末半两 泽泻水洗，切作块，酒湿，蒸五次，切焙 牡丹皮去心　白茯苓去皮，焙，已上各八重 真北五味子去枝梗，略炒令透，别为末，一两半

上为细末，炼蜜丸如梧桐子大，每日五更初，未言语前，用温酒或盐汤吞下三四十丸。

有一贵人，病疽疾未安而渴作，一日饮水数升，愚遂献此方，诸医失笑云：此药若能止渴，我辈当不复业医矣。诸医尽用木瓜、紫苏、乌梅、人参、茯苓、百药煎等生津液止渴之药，服多而渴愈甚。数日之后，茫无

功效，不得已而用此药，服之三日，渴止，因此相信，遂久服之，不特渴疾不作，气血益壮，饮食加倍，强健过于少壮之年。盖用此药，非愚敢自执鄙见，实有源流。自为儿时，闻先君知县言：有一士大夫病渴疾，诸医遍用渴药治疗，累载不安，有一名医诲之，使服加减八味丸，不半载而疾痊，因疏其病源云：今医多用醒脾、生津、止渴之药误矣，其疾本起于肾水枯竭，不能上润，是以心火上炎，不能既济，煎熬而生渴。今服八味丸，降其心火，生其肾水，则渴自止矣。复疏其药性云：内真北五味子最为得力，此一味独能生肾水，平补降心气，大有功效。家藏此方，亲用有验，故敢详著之，使有渴疾者，信其言，专志服饵取效，无为庸医所惑，庶广前人笃志收方济惠之意。

**忍冬丸** 疗渴疾既愈之后，须预防发痈疽，大宜服此。

忍冬草不以多少，根茎花叶皆可用。上入瓶内，以无灰好酒浸，以糠火煨一宿，取出晒干，入甘草少许，碾为细末，以所浸酒打面糊丸，如梧桐子大，每服五十丸至百丸，无时候，酒饮任下。又云一方用忍冬草水浸煎服。此药不特治痈疽，大能止渴，并治五痔诸瘘等。

**黄芪六一汤** 常服此药，终身可免痈疽之疾。仍大治渴疾，补虚乏。

绵黄芪去叉芦，用箭竿者六两，一半生，焙，细锉，一半用盐水湿润，器乘饭上蒸三次，焙干，锉细 粉草一两，一半生，细锉，一半炙

黄，锉细

上为细末，每服二钱，早晨日午以白汤点，当汤水服，若饮时初杯用酒调服尤妙。一方用生黄芪六两、甘草一两，㕮咀，水煎常服亦可。古人以黄芪号羊肉者此也。

## 论口干与渴证不同第四十九

仆尝治疽疾既安之后，或未安之际，口中干燥，舌上坚硬如鸡内金者，非渴之所能比，非水之所能润。此乃亦是肾水枯竭，而搬运不上，致令心火上炎故也。此证最恶，非惟有疽疾之人，见此可虑，每见寻常不问男女，无疾之人见之，亦且危矣。诸家方论，未尝载此，古人云：玉华池竭七朝亡者，此也。多见庸医不究其原，各立新说，自出己见，投之丹药，为镇坠心火，以升肾水，病家不晓，信而服之，祸如反掌。殊不知肾水既竭，更投之以丹，遂令肾水愈涸。古人云：脾恶湿，肾恶燥，非滋润之药，不能疗之，所用加减八味丸正合其意，外有桑枝煎及五味子汤，并具[①]于后。(自明谨跋)

**桑枝煎方**　大治口干，取花桑枝一小升，细切，炒香，以水三大升，煎取二升，一日服尽。一法以花桑枝不以多少，寸锉，炒令香，先以水于瓦罐中，用文武火

---

① 具：原脱，据类聚本补。

煮折一半，去滓，再入银器内，重汤煮，再折一半，或入少蜜亦可。仙经云：一切仙方，不得桑枝不服。出《抱朴子》。常服疗体中风痒干燥，臂痛脚气，风气，四肢拘挛，上气眼晕，肺气嗽，消食，利小便，久服轻身，聪明耳目，令人光泽。

**五味子汤** 大治口燥舌干，此是肾水竭也。

北五味子真者 绵黄芪生，去芦 人参去芦 麦门冬去心。各一两半 粉草炙，半两

上㕮咀，每服半两，水一盏半，煎至八分，去滓温服，无时候，一日一夜五七服，妙。

## 论发背有热未有不因虚而得之第五十

一发背之人，虽云有热，未有不自肾虚而得之者，若疽疾减退五分之后，便合如前法，五更初服山药丸或加减八味丸。

## 疽疾将安当补气血第五十一

李氏云：疽疾将安及七八分，便当服加料十全大补汤，以补气血，每日当与排脓内补十宣散相间服。

## 论服补药捷径第五十二

李氏云：肾脉虚盛，当用补药，而有抵误处，如用鹿茸、附子之药，是抱薪救火，如用平补之药，肾气猝难平复，若俟河之清。向来有一贵人，苦疽疾，正生此一证，诸医无策，愚云：昔尝闻一名医讲论，凡人遇五更初，肾气必开，若一语言咳嗽口唾，即肾气复合，遇肾开时，进一服平补药，其功效胜寻常服峻补之药十数服，愚以此策献之，遂选用山药丸，所用皆平补肾气，全无僭燥偏重之药，依此法而进，详以告病者，与其侍旁之子弟，如法而服药三日之，医者诊脉已平复矣。凡有疽疾之人，肾脉虚弱，未可便如古人之论，以为不可治。若人有痼冷虚弱，危困之疾，如其法而用药，可谓用力寡而收功倍矣。无比山药丸出《局方》，不重复录。

治痈疽后，补气血，进饮食，**加味十全汤**方：

黄芪去叉芦，锉令二寸长，捶扁，以冷盐汤湿润，蒸三次，焙，锉　大地黄先洗，焙干，以酒洒，饭上蒸十次，锉，焙干。秤二味各一两大当归去芦，酒洗，切去头尾，留中剂，焙干川芎微焙　人参去芦，切，焙　白茯苓去皮，切，焙　粉草炙　白芍药拣有皮者真，刮去皮，切，焙桂心去粗淡者，不见火，切天台乌药隆兴者可用　白术米泔浸半日，切，焙，麸炒黄橘红去白　北五味子去梗，微炒。已上十一味各秤半两

上㕮咀，每服一两，用水一碗，生姜五片，北枣二

枚，同煎至八分碗，去滓，取清汁分作两服，留滓，晒干，碾为细末，后来常服，再用姜枣煎服。

**人参内补散**

芍药　黄芩去心　茯苓去皮。各三两　粉草一两半，炙　桂心不见火　人参去芦。各一两　麦门冬去心　当归去芦，酒浸，焙　熟地黄洗净，焙　木香不见火。各二两

上为细末，每服二钱，水一盏，姜三片，枣一个，煎至八分，无时温服。

**神效托里散**　治痈疽发背，肠痈奶痈，无名肿毒，焮作疼痛，憎寒壮热，类若伤寒。

黄芪去芦，盐水炙　忍冬叶各五两　当归酒洗，去芦，一两八钱　粉草炙，八钱

上为细末，每服二钱，以酒一盏半，煎至一盏，若病在上部，食后服，病在下，空心服，少顷再进。留滓外敷，不问老少虚人，皆可服之。

**排脓内补十宣散**　又名十奇散，一名内补散。治痈疽疮疖，未成者速散，已成者速溃，败脓自出，无用手挤，恶肉自去，不犯刀杖。服药后疼痛顿减，其效如神。治状虽云未成者服之速散，已成者服之速溃，此药当在成脓之时服之，方不负排脓内补之意。

人参去芦　当归酒洗，去芦，焙干　生粉草　川芎晒，不见火　箭竿绵黄芪去叉芦，三寸长，截槌扁，用冷盐汤浸透，以瓷器乘，盖饭上，蒸三五次，焙燥细锉，同药碾防风去叉芦　大厚朴去粗皮，以姜汁蘸，炙令燥　苦梗味苦，大而白者，去芦，切焙　白芷不

见火，切　薄桂去粗皮，淡者不见火，别为末。

上如法修制，晒焙令燥方秤，人参、当归、黄芪各二两。余药各一两，为细末，外方入桂末令匀。每服三钱，用无灰饼子，酒调下，若是法酒，用曲糵物料，毒性重者，不可用，日夜各数服。以多为妙。服至疮口合，更服尤佳，所以补前损杜后患也。不饮酒人，浓煎木香汤下，然终不若酒力之胜也，或饮酒不多，能勉强间以木香汤兼酒调下，功效不减于酒。一方有瓜蒌子仁。

陈无择云，近胡丞相得一方，甚宝秘之，持以献洪丞相，丞相与之作序，言重于世已遍行矣。其方乃《千金》内补散添黄芪，加人参，减桂，间有轻者，服之稍效，若真痈疽，为害反甚。内补十宣散，当在第四节用，当前服内消等药，候脓尽方得投之。苟专用此药，亦所谓守一法也。孔子不尝未达之药者，良有旨哉！士夫当深味斯言，无轻信医方，误天下后世，谨之谨之。

伍氏云：已上四方，治痈疽破溃脓出方可服之，以为排脓内补之意。

## 调节饮食兼平胃气论第五十三

《素问》云：形不足者，温之以气，精不足者，补之以味。大抵病疮毒后，焮热痛楚，心气烦壅，胸膈妨闷，不能饮食，所以患疮毒人，须借饮食滋味，以养其精，以助其真，不日可补安全。经云：脾为仓廪之官，胃为水谷之海，主养四旁，须用调理，进食为上。不然，则真元虚耗，形体尪羸，恶气内攻，最难调护，可服茯苓开胃散、人参内补散、嘉禾散，仍兼服五香加犀角黄芪人参汤、排脓内补十宣散之类是也。

**参苓顺气散**　病痈疽之人，进饮食，降气健脾。

乌药一两半　白茯苓去皮　真紫苏子微炒　人参去芦。各一分　青皮去白，麸炒　粉草炙。各半两　白术泔浸半日，焙，麸炒　白芷不见火。各一两

上为细末，每服二钱，水一盏，生老姜连皮切三片，枣一枚，煎至八分，空心温服。煎药不用干姜，能发热动气。

李氏云：如病人气弱，不进饮食，合服嘉禾散，如赎到局中见成散子，每五两宜加人参、丁香、木香、沉香、白豆蔻仁各二钱重。昨有一贵人，苦疽疾，医者用药失序，久而不痊，因致虚弱，全不饮食。愚欲进嘉禾散，而诸医争言，内有丁香发热，不可用，殊不知治疽之药，丁香预其一，况有因怒气而发疽，今嘉禾散中所用之药，尽是平和益脾胃降气之药，辨论不胜，迟迟[①]数日，服他药无效，卒于用之，而病人方能进食。自此已后，遇早晨住服他药，必进嘉禾散一服，疾安而后已。嘉禾散载《和剂局方》，不录。

**茯苓开胃散方**

---

① 迟迟：原作“迟”，据类聚本改。

白茯苓去皮，一两　粉草炙，半两　枳壳去穰，麸炒黄，一分

上为细末，每服一钱，入盐一捻，沸汤点服，无时候。

## 疮成漏脉例第五十四

经云：陷脉为漏，留连肉腠。脉得寒即下陷，凝滞肌肉，故曰留连肉腠，肉冷亦能为脓血，故为冷漏，须用温药方如后：

**陷脉散**　治漏疮及二三十年瘿瘤，或大如杯盂，久久不差，致有漏溃，令人骨消肉尽，或坚，或软，或溃，令人警惕，寐卧不安，体中掣痛，愈而复作。

干姜炮　琥珀　大黄　附子炮。各一两丹参三分　石硫黄　白石英　钟乳粉　乌贼鱼骨各半两

上为末，贮以瓷合，围囊勿令泄气，若疮湿即敷，无汁即煎猪脂和敷之，以干为度。或死肌不消，加芒硝二两益佳。一法用胡燕屎一枚。

**桂附丸**　治气漏、冷漏诸疮。

桂心　附子炮裂，米醋中浸，再炮淬三五次，去皮尖厚朴姜制　甘草炙　白术各一两　木香一分　乳香二钱　别研

上为末，炼蜜丸梧子大，空腹米饮下二三十丸。

## 痈疽杂方

治妇人乳疽、奶劳**神效瓜蒌散方**今俗呼为奶劳，即此之疾。

黄瓜蒌子多者一个，去皮，焙为细末，如急用只烂研　川当归先去芦，焙切细，半两　通明没药一分，别研　生甘草半两　明乳香一钱，别研

上用无灰酒三升，同于银石器中慢火熬取一升、清汁，分为三次食后服，如有奶劳，便服此药，杜绝病根，如毒气已成，能化脓为黄水，毒未成即内消，甚者再合服，以退为度乳疽之方甚多，独此一方神效无比，万不失一。

**立效散**　治发背及诸痈疖及瘰疬有效，或妇人乳痈，与前方间服，神妙，神妙。

紫色皂角刺半斤，不用枯者，细锉，耐久炒赤　生粉草二两　乳香别研，半两　没药别研，一两　瓜蒌五个，去皮取肉并仁，捣碎，炒黄，干者不必炒

上为细末，每服二钱，温无灰好酒调下，无时候。

**生肌散**　敛疮口。

木香　槟榔　黄连洗去须

上等分，净器中碾罗为细末，时以敷疮，若疮溃烂敷了，更以常用膏药或云母膏贴之，听脓水自出，若用此药敷后，疮口未敛，白及末、轻粉各少许和匀敷，即得速效。

凡痈疽皆缘气滞血凝而致，宜服诸香，盖香能行气通血也。曾氏云：余病中服近六两，俟疮溃了则加减，又服四两许，乃香附子一味，名**独胜散**，如疮之初作，便服此代茶，每食后半盏许。

香附子去毛令净，以生姜汁淹一宿，焙干，碾令极细

上无时，以白汤调二钱服。疮溃后，只以局中小乌沉汤，内甘草，但用五分之一，乌药只用土者，何必用天台者。多不真。惟洪州所产为道地，正合本草之义也。疮愈后，常服半年尤妙。常器之云：凡气血闻香即行，闻臭即逆，疮疡皆由气涩而血聚，须待正气胜而脓化，使君行而不逆，疮疡固自腥秽，却反不喜臭秽，若不洁之气触之，毒必引蔓，已溃者必复发，以逆故也。昔人方法，无不用香，盖知所治也。饮食必香则气顺，衣着居处亦务鲜洁，接物语言，更防腋臭，闻他人口气之类，皆预防之，孝子僧尼寡妇悲怆之声，并宜避之。妇人月事行者，毋令入房，尤当忌谨。

临汝陈正节公云：上元下桂。大凡疽疾，多因怒气而得之。若有此疾，必多怒，但服香附子之药，进食宽气。云：得之王太丞传，服之有效。

**梅花饮子**　初作有热烦渴，便服此截定，防毒内攻。

忍冬四两　瓜蒌根　葛根　川芎　乌梅和核　生绵黄芪　赤皮甘草生　苏木各一两

上为粗末，分作四服，每分用水酒各一升，同入瓷

瓶内，慢火熬十分，去三分，每服一小盏，无时。服此药，如毒已破，其热渐退，即常服，如患初作，未破，此药性虽和缓，大能去热毒。

**替针丸** 治痈疽已溃未破，或破后脓出不快者。

白丁香一字 硇砂一字 已上石灰饼药内种糯米十四料 没药一字 乳香一字

上为细末，粳米饭旋丸，如麦粒大，每用一粒，未破，用津贴疮头薄处，已破脓滞不快，则用二粒，任疮内，使脓不滞，好肉易生。

**绿云散** 治五毒发疮，生于背脑。

金星风尾草形如凤尾，叶背有金星者是，干秤四两 生粉草一分，切

上慢火焙为末，末分作四服，每用红酒一升，煎三五沸，入冷酒二升，和匀，量力饮之，以醉为度，立效。若曾服金石重药反者，此药最妙。

**宣毒散** 初发或灸后，用敷贴消肿，收赤晕围聚。

露蜂房三两，炒略焦 南星 赤小豆各一两 小米一合 生草乌一分 生白矾半钱

上为细末，用淡醋调涂四畔，干即再上。

**塞里散** 止痛消肿，初发服之则消散，已成则易溃，既溃则生肌，常服活血补损，不患疮痍。

黄瓜蒌三个，去皮，取穰子，炒 忍冬三两 乳香一两 苏木二两 没药一两半 甘草节炙，半两

上为粗末，每用药一两半，无灰酒三碗，同药入瓦

瓶内，煮至一碗半，去滓，分为三服，空心日午临睡服，如要常服，即为细末，酒糊为丸，如弹子大，朱砂为衣，每服一丸，细嚼，当归酒下，打扑伤损患，服至五丸即安。

**小五香汤**　主热毒气卒肿痛，诸发或结作核，似痈疖而非，使人头痛寒热气急者，数日不除，杀人疾速，愈后余毒或触犯再肿，尤宜服之

木香　沉香　藿香　丁香　薰陆香各一两

上为㕮咀，每服五钱，水一盏，煎至七分，去滓温服，不差更服，并以滓薄敷肿上《千金翼》无藿香，有麝香。

**炼石散**即麦饭石膏。

**清凉膏**　治发背，候取下毒心，次用清凉膏贴之。

川当归二两　香白芷　白及　木鳖子肉　黄柏　白蔹各一两　乳香　白胶半两　腻粉一斤　黄丹五两

上用清麻油十两，煎前六味，候紫色去之，入槐柳枝各七寸，再煎少顷，又去之，入黄叉五两，熬成，入乳香等，重绵滤入罐子内，贴之，用如常贴使。

**碧油膏**　止痛排脓，未溃用之，则消肿散毒，已溃破，则排脓生肌，如灸后，便用此膏贴，始终贴则尤佳。

桃枝　柳枝　桑枝　槐枝　皂角枝

上件焙干为末，麻油十两，同煎取八两，去滓令净，再入：黄丹　乳香　血竭末各半两

上件药，再熬成膏，约七两已下，用瓷器盛，埋地

中一宿，去火毒气，使时以无灰纸摊贴。

**神验酒煎散** 治痈疽发背诸疖毒，定痛如神。

人参 没药 当归各一两 甘草炙，一分 瓜蒌一个，半生半炒

上吹咀，以酒五升，煮至二升，净磁瓶贮之，每服半盏，浸酒半盏，温服无时候，更用滓焙干，加当归生为末，酒煮面糊丸，如梧子大，每服五十丸，用此浸药酒吞下顺气活血，无如此药也。

## 治痈疽小方三道

治些小痈疖方：结未成，不可用膏药贴，宜以药使内自[①]消，方取生鹿角尖于砂盆内，同老米醋浓磨，时以鹅翎涂拂于痈疖四围，当中留一口，遇干再涂，一二日即内消。

治痈疖方：每觉有些小痈疖，疼痛发热时，便用生粉草节，不炙不焙，只日晒干，若无日，于焙笼盖上微火烘干，碾为细末，以热酒调二三钱服，连进数服，疼痛与热皆止。

治痈疽，结未成，并气凝滞，肿结成块者，用茱萸微炒为细末，鸡子清调涂病处，神妙。轻者宜用此方，若受重者，既消而再来。

---

① 自：原脱，据类聚本补。

**升麻汤**　治肺痈，胸乳间皆痛，口吐脓血，气作腥臭。

川升麻　苦梗　薏苡仁　地榆　黄芩去心　赤芍药　牡丹皮去心　生甘草各三分

上为粗末，每服一两，水一升半，煎至五合，去滓温服，日三服。

## 补　遗

### 论妇人

痈疽之疾，妇人与男子无异，惟有月闭、血虚、气结，无前三证，依常法治。

### 小　儿

痈疽之疾，小儿纯阳多热，心气郁而多疮疽，胎食过而受热毒，犀角散为最，余如常法，大下恐伤其胃。

（此二条出《卫济宝书》）

仆闻凡疗痈疽，用针灸点烙，其功甚大。余为儿时，见亲戚一妇人，病痈在背之左，高大而熟，未破之间，有医者云：可烙。彼时有一老成人云：凡背之上，五脏俞穴之所系，膈膜之所近，烙之不得其法，必致伤人。医答曰：宜浅而不宜深，宜横入不宜直入，恐伤破膜子。宜下而不宜上，恐贮脓血。得此诀，尽无妨也。于是烧铁火箸烙之，肉破脓出如湍水，自此而愈，当时直是恐人，非刽子手者，不能为之，烙后真有神效，若不能识生熟浅深，上下横直之要妙，不若不烙之为愈，故载之末卷。

## 痈疽点烙法出陈日华方

世人于疮疖始发，辄用针灸，十死八九，盖毒方殷，以火助火，宜其危也。闻烙之功却大，方其已熟未溃之时，用铁箸一烙，极是快意，方扇火欲著时，诚是恐人，予久闻之，已深知其功，于临时犹且颤悸，况于未曾经得效之人乎？烙后，脓水流通，百无所忌，名曰熟疮，只忌鸡肉，致恐疮突，开穴口宜向下，要脓水流通，仰则倒贮，然须是熟于用烙者，识浅深，知穴道，审生熟，非其时则所出者，皆是生血，当其时，则出黄脓瘀肉。予见人烙疮者甚多，用尖针烙者不得法，用平圆头者为妙，盖要孔穴通透，尖针头细，其口易合，徒耳吓人，针出复合，未必为功，惟用平圆，如锁衡纬铤之类乃妙。既烙得通，不得法者，便用法敷之，不能保养，疮口必再合，口合则不能必其效，妙哉之为牛膝根也，用细牛膝根，如疮口之大小，略刮去粗皮，顿入口中，留半寸以下，压在疮口外，即以嫩橘树叶，及地锦草各用一握许，研成膏，敷之其上。牛膝能去恶血，得恶血常流，而二草温凉止疼，随干随换，此十全之功。予尝有疖毒之患，每得此极效，每劝人点烙，听之者寡，从之者信，故书以告人。

## 用蜞针法出洪丞相《集效方》

仆常治痈疖，不问老幼少壮，初发痈肿婫作，使用蜞针，亦是开门于出毒气之一端也，此法载洪内翰方中甚详，而仆用之，每获奇效，因而录之

凡用痈疽觉见稍大，便以井边净泥，敷疮顶上，看其疮上有一点先干处，即是正顶，先以大笔管一个安于正顶上，却用大马蜞一条本草名水蛭安其中，频以冷水灌之，马蜞又名黄蜞当吮其正穴，脓血出毒散是效，如毒大蜞小，须三四条方见功。腹傍黄者力大，若吮着正穴，蜞必死矣，其疮即愈，仆累试之，奇验，若血不止，以藕节上泥止之，白茅花亦妙。

## 痈疽经效杂方一十三道

疗痈疽诸般疮疖，欲愈必痒，及疗肾脏湿痒妙方。陈日华云：盐之功用甚博。予一日胛上生一疖，以火烙之，作效，数日疮口欲合，四边痒甚不可忍，令人以绢帛蘸汤熨洗甚快，快定复痒，再熨再痒，三熨觉倦。医

者云：凡洗熨，最损人气血，每见疽病之后，被痒洗熨，随至眩绝，是时予痒并作，医者取盐一撮，于四缘遍擦，便觉疮内外清凉少定，作一般美快，更不复痒，嗣后偶灸疮，临可作金樱子，痒甚，取盐擦之，其效如初，痒甚则重擦，随具轻重，不觉快人，盐入疮口，亦无妨害。嗣后身体或有痒处，亦以盐擦，随即除去，且复佳甚。世人多有于疮疖初发时，用油盐以亟擦之令热，遂结聚不成，亦此意也，但余不曾用之。疖初发时，五更未语之唾，以手潜抹，亦是一法，故并录之。肾脏湿痒，无药可治，亦用盐擦得效，此亲试也。

《外台秘要》疗啬啬恶寒，似欲发背，或已生疮肿瘾疹起方：以消石三两，暖水一升，和令消，待冷，取故青布，沓三重于赤处，方圆湿布搨之，热即频易，立差。

《经验方》治发背及诸般痈毒疮。

黑铅一片　甘草三两，微炙

锉，用酒一升[①]，著空瓶之傍，先以甘草置在酒瓶内，然后，熔铅投在酒瓶中，却出酒在空瓶内，取出铅，依前熔后投。如此者九度，并甘草去之，只使酒令病者饮，醉寝即愈。

崔元亮《海上方》治发背秘法：李北海云：此方神授极奇。

---

① 升：类聚本作“斗”。

甘草三大两，生捣为末，大麦面九两，于一大盘中，搅和令匀，取上等好酥少许，别捻入药令匀，百沸水搜如饼剂，方圆大于疮一分，热敷肿上，以细片及故纸，隔令通风，冷则换之，已成脓水自出，未成脓便内消。

治痈疽发背，及脑疽：不论年远日近，诸般恶疮冷漏，臁疮等，悉皆主之。

七八月收自落地茄子花，去萼不用。

八九月收黄蜀葵花，去心、萼不用。

上二味，并曝干，等分为细末，每用先口含浆水洗疮令净，以软帛挹干，却以此药干掺，若稍觉赤肿硬痛时，用浆水调叶如稀糊，以鹅翎扫所患处，用纱帛子护定，如脑疽不须洗，只以软帛拭去脓血，干掺，每日一易，神效不可具述。忌猪肉、鱼鲊、湿面、鸡羊鹅油、炙煿煎炒、毒物五十日。

《胜金方》治发背发脑，及痈疽热疖恶疮等：以腊月兔头，锉入瓶内，密封，久愈佳，涂帛上，厚封之，热痛者，得药如冰，频换瘥。

《集验方》治一切痈肿，未成脓者，拔毒：以牡蛎白者为细末，水调涂，干更涂。

《外台秘要》云：凡肿已溃未溃者，烧鲤鱼作灰，醋和涂之一切肿上，以差为度。

《肘后方》治发背欲死：取冬瓜，截去头，合疮上，瓜当烂，截去，更合之，瓜未尽，疮已敛小矣，即用膏养之。

《李兵部手集方》疗毒疮肿，号叫卧不得，人不别者：取独头大蒜两颗，细捣，以麻油和研，厚敷疮上，干即易之差。

寇宗奭治丹毒发于背，及一切痈肿：用金星草根叶一分，酒一大盏，煎汁服，不惟下所服石药，兼毒去疮愈，如不欲酒，将新汲水调二钱服，以知为度。

《经验方》治五毒发背：金星草和根净洗，慢火焙干，秤四两，入生甘草末一钱，分为四服，每服用酒一升，煎二三沸，后更以冷酒三二升相和，入瓶器内，封却，时时饮之，忌生冷油腻毒物。

## 甲疽代指嵌甲方凡六道

崔氏治甲疽，或因剔甲伤肌，或因甲长侵肉，遂成疮肿痛，复缘窄靴研损，四边肿焮，黄水出，浸淫相染，五指俱烂，渐渐引上脚趺，泡浆四边起，如火烧疮，日夜倍增，医方所不能疗者：绿矾五两，形色似朴硝而绿色，置于铁板上，聚炭封之，囊袋吹令火炽，其矾即沸流出，色赤如熔金汁者，真也，候沸定汁尽去火，待冷取出，研为末，色赤如黄丹，收之，先以盐汤洗疮，帛挹干，用此末敷之愈。

《梅师方》治甲疽：

石胆一两，火上烧令烟尽，细研为末，敷疮上，不过四五度立差。

《灵苑方》治甲疽胬肉裹甲脓血疼痛不瘥：凡此疾须剔去肉中甲，不治亦愈，或已成疮，不瘥宜用此方。

乳香研细，胆子矾烧研

上等分敷之，肉消而愈。

《胜金方》治甲疽胬肉，脓血疼痛不瘥：

牡蛎头厚处，生研为末，每服二钱，研靛花酒调下。如痈盛已溃者，以此末敷之，更一日三服。

《圣惠方》治代指：芒消煎汤淋渍愈。

华佗治嵌甲累效方：

硇砂，乳香并研，各一钱重　腻粉半钱重　橄榄核三钱，烧存性　黄丹一字

上为末，以生麻油调，先以盐汤洗净挹干，敷之两上，效。

## 妇人妒乳乳痈方两道

葛稚川治妇人乳痈：

以人牙齿烧灰，研令极细，以酥调涂贴痈上。

《兵部手集》疗妒乳硬欲结脓令消方：

以鹿角于石上，磨取白汁涂之，干又涂，不得近乎，并以人嗍却黄水，一日许即散。

## 金疮箭镞竹木刺汤火方共一十四道

《胜金方》治刀斧伤，止血生肌，**天蛾散**

晚蚕蛾为末掺匀，绢帛裹，随手疮合血止，一切金疮亦治。

崔元亮《海上方》疗金疮，刀斧伤破，血流不止：以石灰一升，石榴花半斤为末，取少许敷上，捺少时，血止便安。

《张氏经验方》治刀伤磕损，血不止，痛难禁：此出于荆门军点头录，余分教石城乡人戴尧臣，作尉试马，于泮宫之前，马劣拶人于篱，戴损大指甲离肉，血淋，余偶记此方，亟令人将葱白煨烂，乘热缚定，痛与血随止，葱冷再易，遂不复痛，翌月洗面，全不见痕迹。小木匠姓雷，在教授厅工作，忽请暇问之，云脚跟为斧角所伤，乘急用泥塞，至今攻注成肿，发寒热，不可立，余遂令剔去旧土，令血再出，却用煨葱白敷之，不移时，雷复来，用斧凿矣，云一用葱白，痛佳血止，今已不疼。推官宋琢定，验两处杀伤，气偶未绝，亟令保甲取葱白，锅内炒热，以敷伤处，继而呻吟，再易葡，而伤者无事矣。曾以语乐平宰鲍旗，再会鲍日，葱白甚妙，乐平人好斗多伤，每有杀伤公事未暇诘问，先将葱白敷伤损者，活人甚众，大辟遂减，余亦自用皆效，仍无瘢痕，此方即敷其他刀伤搕损，不必它求，无葱白处以叶亦可，只是要炒热为上，时易为佳，伤多煨炮不及，但以干锅内，且烙且杵，令涎出，葱热用之妙。

《百一方》诸竹木刺在肉中不出：

以蛴螬研，敷之刺上，立出。

《肘后方》治竹木刺在肉中不出：

捣白茅根敷之，立出。

《衍义》治竹木刺入肉：

嚼牛膝根罨之即出。

《肘后方》治箭镞入骨，不可拎者：

以巴豆微熬，去壳与蜣螂。

并研匀，涂所伤处，斯须痛定，必微率，且忍，待极痒不可忍。便撼动箭动镞拔之，立出。

孙真人治箭镞在咽喉胸膈，及针刺不出方：

以蝼蛄捣取汁，滴上三五度，箭头自出。

《肘后方》治中热油，及火烧，除外痛：以丹参八两，细锉，以水微调，取羊脂二斤，煎三上三下，以敷疮上愈。《梅师方》同

《经验方》治汤火伤至圣膏

鸡子黄一两

上用银石器内热，自然油调妙，粉敷之愈。

凡被汤火热油，痛不可忍，取廨下黑淤泥，量份大小，斟酌多少，次加以老姜汁，麻油十分之一，其研令匀，搽伤处即愈。

又方：以尿桶下脓脚，搽伤处。

又方：以雄鼠粪两头尖者是烧存性，麻油、轻粉调涂愈。已上皆处处有之，仍有奇效。

## 悬痈方[①]

治谷道前后生痈，谓之悬痈，韶州刘从周方：

用横纹粉草一两，四寸截断以溪间长流水一碗，河水井水不用，以文武火慢慢蘸水灰，约自早炙至午后，炙令水尽，不可急性擘开。甘草见心中觉水润，然后为透，细锉却用无灰好酒二小青碗，入上件甘草，煎至一碗，温服之。一二服便可保无虞。此病初发如松子大，渐如莲子，数十日后始觉赤肿如桃李，即破，若破即难治。服此药虽不能急清，过二十日必消尽矣，投两服亦无害。林判院康朝尝患此痈，已破，服此药两服，疮即合，甚妙。

东都侍医法眼津轻意伯健寿校刊

男良策建意覆校

① 悬痈方：原脱，据目录补。

# 跋　　语

戊午冬，《精要》刻成将刷行，偶得见韩本，乃是鹿门望氏之旧藏，文字有与前所校诸本不同者，更参对标记上方以续刻之。因思海内之广，犹必有异本，唯愿后贤重订尔。

己未初夏健寿识

# 《中医经典文库》书目

## 一、基础篇

《内经知要》
《难经本义》
《伤寒贯珠集》
《伤寒来苏集》
《伤寒明理论》
《类证活人书》
《经方实验录》
《金匮要略心典》
《金匮方论衍义》
《温热经纬》
《温疫论》
《时病论》
《疫疹一得》
《伤寒温疫条辨》
《广温疫论》
《六因条辨》
《随息居重订霍乱论》
《濒湖脉学》
《诊家正眼》
《脉经》
《四诊抉微》
《察舌辨症新法》
《三指禅》
《脉贯》
《苍生司命》
《金匮要略广注》
《古今名医汇粹》
《医法圆通》

## 二、方药篇

《珍珠囊》
《珍珠囊补遗药性赋》
《本草备要》
《神农本草经》
《雷公炮炙论》
《本草纲目拾遗》
《汤液本草》
《本草经集注》
《药性赋白话解》
《药性歌括四百味》
《医方集解》
《汤头歌决》
《济生方》
《医方考》
《世医得效方》
《串雅全书》
《肘后备急方》
《太平惠民和剂局方》
《普济本事方》
《古今名医方论》
《绛雪园古方选注》
《太医院秘藏丸散膏丹方剂》
《明清验方三百种》
《本草崇原》
《经方例释》
《经验良方全集》
《本经逢原》
《得配本草》
《鲁府禁方》
《雷公炮制药性解》
《本草新编》
《成方便读》
《药鉴》
《本草求真》
《医方选要》

## 三、临床篇

《脾胃论》
《血证论》
《素问玄机原病式》
《黄帝素问宣明论方》
《兰室秘藏》
《金匮翼》
《内外伤辨惑论》
《傅青主男科》
《症因脉治》
《理虚元鉴》
《医醇賸义》
《中风斠诠》
《阴证略例》
《素问病机气宜保命集》
《金匮钩玄》
《张聿青医案》
《洞天奥旨》
《外科精要》
《外科正宗》
《外科证治全生集》
《外治寿世方》
《外科选要》
《疡科心得集》
《伤科补要》
《刘涓子鬼遗方》
《外科理例》

《绛雪丹书》
《理瀹骈文》
《正体类要》
《仙授理伤续断方》
《妇人大全良方》
《济阴纲目》
《女科要旨》
《妇科玉尺》
《傅青主女科》
《陈素庵妇科补解》
《女科百问》
《女科经纶》
《小儿药证直诀》
《幼科发挥》
《幼科释谜》
《幼幼集成》
《颅囟经》
《活幼心书》
《审视瑶函》
《银海精微》
《秘传眼科龙木论》
《重楼玉钥》
《针灸大成》
《子午流注针经》
《针灸聚英》
《针灸甲乙经》
《证治针经》
《勉学堂针灸集成》
《厘正按摩要术》
《饮膳正要》
《遵生八笺》
《老老恒言》
《明医指掌》
《医学从众录》
《读医随笔》
《医灯续焰》
《急救广生集》

## 四、医论医话医案

《格致余论》
《临证指南医案》
《医学读书记》
《寓意草》
《医旨绪余》
《清代名医医案精华》
《局方发挥》
《医贯》
《医学源流论》
《古今医案按》
《医学真传》
《医经溯洄集》
《冷庐医话》
《西溪书屋夜话录》
《医学正传》
《三因极一病证方论》
《脉因证治》
《类证治裁》
《医碥》
《儒门事亲》
《卫生宝鉴》
《王孟英医案》
《齐氏医案》
《清代秘本医书四种》
《删补颐生微论》
《医理真传》
《王九峰医案》
《吴鞠通医案》
《柳选四家医案》

## 五、综合篇

《医学启源》
《医宗必读》
《医门法律》
《丹溪心法》
《秘传证治要诀及类方》
《万病回春》
《石室秘录》
《先醒斋医学广笔记》
《辨证录》
《兰台轨范》
《洁古家珍》
《此事难知》
《证治汇补》
《医林改错》
《古今医鉴》
《医学心悟》
《医学三字经》
《明医杂著》
《奉时旨要》
《医学答问》
《医学三信篇》
《医学研悦》
《医宗说约》
《不居集》
《吴中珍本医籍四种》